浙江省科普作家协会医学卫生委员会
浙江省人口与健康学会   共同策划

宝贝怏来

27位权威专家解析不孕不育

主 编 黄荷凤

副主编 徐 键 金 敏

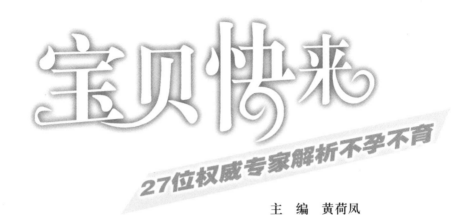

U0215200

浙江科学技术出版社

图书在版编目（CIP）数据

宝贝快来：27位权威专家解析不孕不育 / 黄荷凤主编. — 杭州：浙江科学技术出版社，2016.1
ISBN 978-7-5341-6981-6

Ⅰ.①宝… Ⅱ.①黄… Ⅲ.①不孕症–诊疗–普及读物 Ⅳ.①R711.6-49

中国版本图书馆CIP数据核字（2015）第293197号

顾　　问	张承烈　黄良夫　赵宏洲　赵圣川　刘伟国
	张光霁　林树侯　何嘉琳　沈宗约

书　　名	宝贝快来：27位权威专家解析不孕不育
主　　编	黄荷凤

出版发行	浙江科学技术出版社
	杭州市体育场路347号　邮政编码：310006
	办公室电话：0571-85176593
	销售部电话：0571-85176040
	网　址：www.zkpress.com
	E-mail：zkpress@zkpress.com

排　　版	杭州兴邦电子印务有限公司
印　　刷	浙江海虹彩色印务有限公司

开　　本	710×1000　1/16	印　张	10.25
字　　数	156 000		
版　　次	2016年1月第1版	印　次	2016年4月第2次印刷
书　　号	ISBN 978-7-5341-6981-6	定　价	22.00元

责任编辑　刘　丹	**责任校对**　张　宁
封面设计　金　晖	**责任印务**　徐忠雷
封面绘图　黄轶兰	

《宝贝快来:27位权威专家解析不孕不育》编委会

主　　编　黄荷凤　上海交通大学医学院附属国际和平妇幼保健院

副 主 编　徐　键　浙江大学医学院附属妇产科医院

　　　　　金　敏　浙江大学医学院附属第二医院

编写人员　（按姓氏笔画排序）

　　　　　丁国莲　上海交通大学医学院附属国际和平妇幼保健院

　　　　　王　波　浙江大学医学院附属妇产科医院

　　　　　王利权　浙江大学医学院附属第二医院

　　　　　田永红　浙江大学医学院附属妇产科医院

　　　　　冯国芳　浙江大学医学院附属妇产科医院

　　　　　朱依敏　浙江大学医学院附属妇产科医院

　　　　　朱选文　浙江大学医学院附属第一医院

　　　　　李小永　浙江大学医学院附属妇产科医院

　　　　　李乐军　浙江大学医学院附属妇产科医院

　　　　　李景平　浙江大学医学院附属妇产科医院

　　　　　杨黎明　浙江大学医学院附属邵逸夫医院

　　　　　张欣宗　广东省人类精子库

　　　　　张峰彬　浙江大学医学院附属妇产科医院

　　　　　陆秀娥　浙江大学医学院附属妇产科医院

罗　琼　浙江大学医学院附属妇产科医院

金　帆　浙江大学医学院附属妇产科医院

金　敏　浙江大学医学院附属第二医院

封　纯　浙江大学医学院附属第二医院

胡燕军　浙江大学医学院附属妇产科医院

宦　晴　浙江大学医学院附属妇产科医院

姚康寿　浙江省人类精子库

徐　键　浙江大学医学院附属妇产科医院

高惠娟　浙江大学医学院附属妇产科医院

黄荷凤　上海交通大学医学院附属国际和平妇幼保健院

章　瑜　浙江大学医学院附属妇产科医院

梁忠炎　浙江大学医学院附属妇产科医院

潘晓明　浙江大学医学院附属妇产科医院

绘　图　王林涛

序一

亲爱的读者,《宝贝快来》与大家见面了!这是一本由27位权威专家编著的传播不孕不育防治知识的科普读物。我们由衷地希望,此书能对您的不时之需有所帮助。提高社会的生殖健康素养,增进家庭幸福、社会和谐,这是我们策划出版此书的目的所在!

生儿育女,对每个人而言,是一件极其自然且又十分重要的事情。说其自然,是因为我们每个人到了情窦初开的时候,都会男女互相爱慕品尝两性相悦的爱情甜蜜,都会男婚女嫁步入婚姻殿堂。孕育新生命,哺养下一代,成为人之父母,这是大自然的驱使,是人类生生不息的安排,是人生最为天经地义的事了。说其重要,是因为孩子是维系爱情和婚姻的纽带,是家庭幸福快乐的源泉,也是人生奋斗的希望和动力之一。而不孕不育,有悖人类繁衍的自然规律,不利于婚姻稳定、社会和谐,会影响身心健康和家庭关系,妨碍人生目标和美满生活的实现。不是吗?在日常生活中,我们常常可以感知到,许多不孕不育夫妇因为怀不上孩子而寝食难安,生活在重重世俗压力之下。有的为圆儿女梦,奔走他乡求医问药多年,耗尽积蓄无功而返;有的引发家庭纷争,夫妻反目,甚至酿成家庭解体的悲剧,真让人扼腕叹息!

不孕不育同时也影响到国家人口发展和民族利益。众所周知,人,是社会的主体,没有人便没有人类社会;人口,是国家的基本要素,没有人口国家又何从谈起?人口自身生产和物质资料生产是人类社会存在发展的两大根本前提,人口与经济社会发展相协调,是人类社会文明不断演进的基本条件。人口发展规律告诉我们,人口数量过多、增长过快不利于经济社会快速发展,但人口生育率过低、人口年龄结构失衡同样不利于经济社会发展。在一定情形下,老年人过多,小孩子太少,老少比例严重失衡,更影响经济社会快速发展。现代社会,由于市场竞争激烈,生活压力加大,加之食品污染、生态环境变化及不良的生活方式等多种因素作用,世界范围和我国的不孕不育现象在持续增加,对人口长期均衡发展的负面作用在不断加大,需要引起全社会的共同关注,并积极加以预防。综上所述,防治不孕不育不仅紧连着个人家庭的切身利益,更与国家强盛、民族兴旺、人类前途有关,实在是影响深远、意义重大!

　　人类是伟大的,也是能动的,人类征服改造自然的智慧是无穷尽的。不孕不育伴随着人类的起源与生俱来,生殖健康问题始终是人类面临的难题之一。为防治不孕不育,人类进行了不懈的努力,并不断取得令人欣喜的成果。特别是在英国胚胎学家罗伯特·爱德华兹与妇科医生帕特里克·斯特普托的努力之下,1978 年 7 月 25 日 23 时 47 分,在英国的奥尔德姆市医院,诞生了一个名叫路易丝·布朗的试管女婴。自此,人类在战胜不孕不育方面取得了重大进展,试管婴儿为人口再生产开辟了新的航程,人工辅助生殖技术为不孕不育夫妇带来了福音和希望! 我们希望不孕不育夫妇树立决心和信心,积极学习科普知识，努力掌握防治技能，接受规范医学诊疗，争取早日圆了自己的儿女梦。同时，也要以理性态度对待困难，治疗不孕不育，一个奋斗目标，两种思想准备，使自己能坦然面对！

导致不孕不育的原因多且复杂。防治不孕不育需要多管齐下，全社会关心参与。浙江省人口与健康学会作为人口与健康领域的学术组织，已经并继续对不孕不育问题进行进一步研究，为政府及其主管部门决策提出建议；同时以不孕不育夫妇及其家庭为重点，以医技力量为支撑，积极开展宣传倡导、帮助诊疗等服务工作，为推进我省不孕不育防治、增进人们生殖健康、促进人口长期均衡发展作出不懈努力！

浙江省人口与健康学会会长　宋贤能
浙江省人口与健康学会副会长　徐文平
2015 年 8 月

序二

唐代文学家韩愈《孟东野失子》曰："有子且勿喜，无子固勿叹；有子与无子，祸福未可原。"其实，生物繁衍是生命的自然追求，夫妻结婚生子是天经地义的事。然而，伴随着社会的发展，环境污染、工作压力、不良生活习惯、生殖功能障碍以及晚婚等因素，导致不孕不育的发生率逐年增加。据世界卫生组织统计，各国不孕不育的发生率为5%～15%，其中西方发达国家的发生率较高，我国近年来也呈上升趋势。在传统观念的影响下，不孕不育患者受到了来自家庭、朋友、同事等多方面的压力，生理和心理上都可能出现一定程度的困扰，从而影响正常的生活、工作和学习。因此，社会各界应为她（他）们提供有益的指导和帮助。

由浙江省科普作家协会医学卫生委员会组织浙江大学附属医院的专家撰写的《宝贝快来：27位权威专家解析不孕不育》一书，以深厚的理论基础、丰富的临床经验，针对不孕不育专题，从症状、病因、疗法、预防到自我调理等方面进行了科学、系统、深入而又切合实际、富有成效的介绍，不仅是求子有方的科普读物，也是一本不可多得的实用工具书，将为深受不孕不育困扰的家庭带去希望。

事实上，由于技术依赖、社会因素以及伦理等方面的原因，当今的不孕不育问题已经变得比较复杂。如随着社会的快速发展，使许多适育夫妻因寻求就业、保障问题等而推迟生育，导致错过最佳生育年龄；还有许多人认为现代生殖技术可以克服包括年龄因素在内的诸多困难，过度的技术依赖影响了生育能力低下夫妻的治疗，而且也带来了时间、金钱、情绪等方面的副作用；此外，辅助生殖技术（ART）的应用，在给人们带来福音的同时也产生诸多的伦理问题，涉及意愿、公益和公正等原则。因此，在不孕不育问题上，医学科学家们还应对ART 的社会及伦理等方面的问题保持正确的理解与把握，从而能为受者和授者提供有效的健康服务与支持。我们期待着不仅有更多的医学专家和更多的来自心理、法律和伦理方面的专家能够为不孕不育患者提供更加全面和完善的研究与服务。祝愿所有的家庭幸福美满！

　　鉴于上述，欣然为序。

原浙江省科普作家协会理事长
原 浙 江 省 科 协 副 主 席　　隗斌贤
2015 年 3 月 27 日

序三

　　生物的繁殖是其本能,任何一种生物都是通过繁殖子代而得以在自然界中延续的。生物对下一代的繁殖有两种形式,即无性繁殖和有性繁殖。人类经过有性繁殖至今已达 230 万～270 万年。两性细胞的结合,是通过合子细胞核的染色体得以遗传给后代的。人类个体的生命是有一定时间限度的,其生命延续是通过有性繁殖得以实现的,这也是生物生命的自然追求。

　　人类的繁殖必须具备各种良好条件,男女双方均要有正常成熟的内外生殖器官、性激素、性行为,才有可能使两性的生殖细胞接触、结合,并在健康母体的子宫内膜中着床、发育。在十月怀胎中,胚胎发育成胎儿还会经历若干内在和外来的侵害,为了宝宝的顺利降生,需要妇产科医师、助产士、护士为你保驾护航。

　　以往在正常情况下,夫妻婚后的受孕比例较高,不孕率仅为 5% 左右。如今由于疾病、环境、心理等因素的影响,不孕不育的发生率大大上升。除了非常繁忙的妇科、男科,很多医院还增设了生殖医学专科。

　　为了让更多的人了解生育的奥秘,我们邀请到浙江大学医学院附属妇产科医院等多家医院的多位专家,投入近两年的辛勤劳动,撰写了这本通俗易懂、涉及人类生殖医学常识的科普书。书中深入浅出地介绍了男女双方不孕不育的相关知识、各种有关的临床检查方法和目前解决不孕不育的各种医疗措施,相信会给更多的家庭带去"生"的希望。

浙江省科普作家协会医学卫生委员会主任委员　黄良夫
浙江省科普作家协会医学卫生委员会副主任委员　赵圣川
2015 年 7 月

前言

　　不孕症引起的心理和家庭问题困扰着广大不孕夫妇。我国不孕症的发病率为 7%～10%。伴随着现代社会环境污染、晚婚晚育、婚前性行为普遍存在等状况，不孕症的发病率仍处于上升趋势。不孕症的诊治是个复杂而漫长的过程，患者在这个过程中会遇到许多问题，有些甚至难以启齿，部分问题是由缺乏必要的常识或心理准备造成的。如能有一本通俗易懂的书来释疑解惑，必将为患者和医生节约时间，减少误会，使不孕妇女更快更好地成功受孕。

　　医学发展日新月异，人工授精为一部分输卵管通畅、多囊卵巢综合征、轻度少弱精子症、不明原因不孕的患者解决了生育问题。近 30 余年来，随着体外受精–胚胎移植（俗称试管婴儿）技术的诞生和发展，人类对不孕症的诊治水平大大提高。临床常见的输卵管阻塞或切除、盆腔子宫内膜异位症、严重少弱精子症甚至无精症引起的不孕，也可以通过辅助生殖技术获得成功妊娠。在适当的时间及时就诊、配合治疗，是获得成功妊娠的关键。浙江大学医学院附属妇产科医院自 1996 年成功诞生浙江省首例试管婴儿以来，已为数以万计的不孕症患者带来福音。目前该院试管婴儿新技术（卵胞浆内单精子显微注射术、植入前遗传学诊断）也在临床广泛开展，不仅为重度少弱精子症、无精症患者和受精障碍的夫妇带来生育的机会，还可以为遗传病夫妇、反复流产的患者进行基因筛查优选胚胎，在降低流产率、提高足月分娩率方面作出积极贡献。该院辅助生殖技术临床、科研、教学水平目前均位居全国同行的前列，也是卫生部首批认可的人类辅助生殖技术培训基地之一。该院专家参与制定了卫生部《人类辅助生殖技术规范》，为安全助孕、减少并发症、降低出生缺陷提供了有力保障。

27 位临床一线的不孕不育专家针对不孕夫妇诊治过程中的常见问题，以妊娠生理常识为基础、诊治不孕的过程为顺序，合作编写了本书。不孕夫妇遇到的各种问题在本书中都可以找到专业而详细的答案。需要提醒大家的是，怀孕需要优良的种子，种子的提供者——夫妇双方都要付出努力。诊治过程中需要丈夫主动检查，不要单纯等待观望。本书编写过程中各位编者均认真努力，但限于水平，仍难免有不足和错误之处，衷心希望得到读者的批评和指正。

不孕夫妇从本书了解到的情况仅是基础知识和诊疗常识，治疗不孕需到正规医院进行必要的检查，明确不孕病因，制订助孕计划。等待怀孕要有足够的耐心，夫妇之间需要更多的理解、信任、配合和宽容。预祝大家在准备怀孕的努力中希望成真！

上海交通大学医学院附属国际和平妇幼保健院　黄荷凤

2015 年 6 月于杭州

女性篇

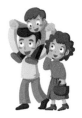

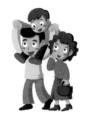

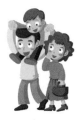

男性篇

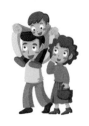

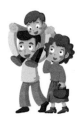

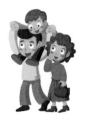

女性

篇

来看看自己的身体

一、外生殖器官

外生殖器在青春期前发育缓慢，基本处于幼稚状态；进入青春期后，在激素的作用下迅速发育，并与其他系统共同进入成熟阶段；绝经后，随体内激素的下降逐渐萎缩。

（一）阴阜

阴阜的发育在性成熟期才开始，表现为脂肪明显堆积，皮肤开始生长阴毛。在性成熟完成以后，阴阜则被密集的阴毛覆盖，阴毛分布呈尖端向下的三角形。阴毛为第二性征之一，其疏密、粗细、色泽可因个体或种族的不同而异。

（二）阴唇

出生时，由于母体激素的刺激，女性新生儿外阴部位充血、水肿，生殖器官明显突出，大、小阴唇比较大。母体激素的影响逐渐消退后，外生殖器由于供血减少而发生组织退行性变，整个区域平坦，皮肤变薄、光滑，阴唇变平。

儿童期中约七年的时间里，外阴保持幼稚型。约在初潮前两年，随着躯体的生长，外阴的生长过程才开始。随着外阴部血管形成增加，膨胀充血又

如新生儿时，外阴增大、变形。大阴唇逐渐增大，脂肪沉着，使之丰满隆起，并在表面形成细小皱纹。月经初潮前期，皱纹更显著。小阴唇也增大，一般被大阴唇所掩盖。阴道显露，阴道口亦增大。至17～18岁，外生殖器已具成人状态。大阴唇皮下组织松弛，脂肪中有丰富的静脉、神经及淋巴管，若受外伤，容易形成血肿，疼痛较剧。

（三）阴蒂

阴蒂位于两侧小阴唇顶端下，具有勃起性。婴儿出生时受母体激素的影响，阴蒂较大而突出；母体激素消退后，阴蒂较小，黏膜薄。阴蒂在儿童期生长极缓慢，到性成熟期开始显得较小，之后缓慢生长，直到绝经期。

（四）前庭大腺

前庭大腺位于大阴唇后部，左右各一。直至月经初潮前期，其属残遗器官，而后功能开始活跃，受激素刺激而产生反应。性兴奋时分泌黄白色黏液，起润滑作用。正常情况下不能触及此腺。若腺管闭塞，可形成囊肿或脓肿。

（五）处女膜

阴道口周缘覆有一层较薄的黏膜，称为处女膜。膜的两面均为鳞状上皮

所覆盖,其间含有结缔组织、血管与神经末梢。处女膜有一孔,多在中央,孔的形状、大小及膜的厚薄因人而异,变异很大。

出生时女性新生儿整个外阴部充血、水肿,生殖器官明显突出,处女膜呈暗红色、膨胀、较厚,有时遮盖尿道外口。由于母体激素的刺激,个别新生儿可见处女膜伞。母体激素影响逐渐消退后,整个区域平坦,皮肤变薄、光滑且供血不足,处女膜在此情况下变薄、苍白及质脆,呈息肉样变退化,不突出。至初潮前两年,外阴部血管形成增加,膨胀充血又如新生儿时,处女膜再次水肿变厚,呈典型叶片状,中间孔径在 1cm 左右,可伸展。

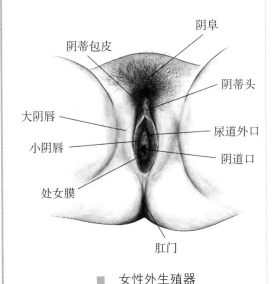

阴阜

阴蒂包皮

阴蒂头

大阴唇

尿道外口

小阴唇

阴道口

处女膜

肛门

■ 女性外生殖器

二、内生殖器官

(一)阴道

阴道为性交器官,也是月经血排出及胎儿娩出的通道。在胎儿期,阴道的发育速度随孕周的增加而增加,且孕晚期的增长速度比孕中期快。出生时阴道长 3～4cm;在儿童期,阴道增长 0.5～1cm;进一步的发育在第二性征出现开始前,持续到月经初潮或更晚些,初潮时阴道长 10.5～11.5cm;性发育成熟期,阴道前壁长 7～9cm,后壁长 10～12cm。

阴道壁由黏膜、肌层和纤维组织膜构成,有很多横纹皱襞,故有较大的伸展性。幼女或绝经后妇女的阴道黏膜上皮甚薄,皱襞少,阴道壁薄,伸展性小,容易导致创伤或感染。青春期与性成熟期,阴道壁的横纹皱襞逐渐增多,特别以阴道前壁下段接近尿道口处更为明显,皱襞增粗、突起,阴道壁增厚,故伸展性有显著的提高。受卵巢激素的影响,阴道黏膜在青春期后发生周期性变化。

(二)子宫

子宫是孕育胎儿、产生月经的器官,位于盆腔中央,两侧有输卵管和卵巢。子宫是有腔的厚壁肌性器官,呈倒置的梨形。子宫上部较宽,称为宫体;下部较窄,呈圆柱状,称为宫颈。宫体壁由三层组织构成,由内向外分别为子宫内膜层、肌层、浆膜层。子宫内膜层与月经形成及胚胎的种植密切相关,如果多次人工流产或患有子宫黏膜下肌瘤,会影响子宫内膜的完整性及形态,可能导致不孕。胚胎研究学认为,子宫的增长速度与孕周的增加成正比,宫颈增长的速度比宫体纵径增长的速度快,宫体与宫颈长度之比,婴儿期为1:2,成年期为2:1。在不同的生命阶段,子宫也呈现出不同的形状,可作为估计性成熟的指标。胎儿期的子宫体部纵横径基本相等,故子宫呈球形;新生儿期呈哑铃形;6岁以前多为条索状,以后逐步发育为三角形;性成熟期趋于梨形。

在母体孕激素的影响下,胎儿到20周子宫内膜开始缓慢生长。出生时大部分新生儿的子宫内膜较薄,厚度只有0.2～0.4cm。此后直至初潮前,子宫内膜处于静止状态。性成熟期子宫内膜开始增殖,伴有高度的血管形成,内膜最大厚度可达0.7～0.8cm。初潮后的1～2年内,如卵巢没有排卵,则子宫内膜仅有增生反应。至性成熟期排卵后,子宫内膜才有分泌期,并出现周期性变化。

（三）输卵管

输卵管为卵子与精子结合的场所及运送受精卵的管道。新生儿期输卵管薄,呈丝状,位于腹膜皱襞中。自青春期至性成熟期,输卵管逐渐增长,长度达8～14cm,并失去其卷曲的形状,管腔变宽。此时,输卵管黏膜已能接受卵巢激素的影响而发生周期性变化,并有分泌作用,出现纤毛。其肌层相当发达,在初潮前发生第一次蠕动。

输卵管自两侧宫角向外伸展,内侧与宫角相连,外侧1～1.5cm（伞端）游离。根据其形态的不同,输卵管分为间质部、峡部、壶腹部、伞部四部分。

（四）卵巢

卵巢是女性生殖系统的主要器官,为女性的性腺。卵巢呈灰白色,扁椭圆形,位于输卵管的后下方,通过卵巢固有韧带及骨盆漏斗韧带（卵巢悬韧带）与子宫及盆腔侧壁相连。卵巢系膜连接于阔韧带后叶的部分称为卵巢门,卵巢的血管与神经由此出入卵巢。卵巢由皮质与髓质组成。卵巢皮质含有不同发育阶段的卵泡及卵子,髓质则含有结缔组织及丰富的血管神经。卵巢的主要功能是产生并排出卵子,可比喻成“卵子银行”,并具有分泌女性激素的功能。

卵巢的大小、形状因年龄的不同而异。出生时卵巢直径约 1cm,重约 0.3g,表面光滑;青春期开始排卵后,卵巢表面逐渐变得凹凸不平;生育年龄妇女的卵巢约 4cm×3cm×1cm 大小,重 5～6g;绝经后卵巢萎缩,变小变硬。

卵巢的主要功能是:①生殖功能,产生卵子并排卵;②内分泌功能,即产生性激素。

（黄荷凤、金敏）

了解生殖问题

一、月经和月经周期的产生

月经是指伴随卵巢周期性排卵而出现的子宫内膜周期性脱落及出血，也是生育年龄女性的突出生理特征。月经规律性出现是生殖功能成熟的标志之一。女性第一次来月经称为月经初潮，年龄多在13～14岁，也有人11～12岁就来月经。遗传因素、营养、体重都可能影响月经初潮出现的时间。

月经血是暗红色的，伴有子宫内膜碎片、宫颈黏液。月经血通常不凝固，但出血多时也可出现血凝块。月经具有周期性。两次月经第一天的间隔时间，叫做一个月经周期，一般为21～35天（平均28天）。一个月经周期就是一次卵细胞成熟，为受精和受孕做准备的过程。

月经周期的调节是个复杂的过程，主要涉及下丘脑、垂体和卵巢，它们之间相互调节，相互影响，形成协调的神经内分泌系统。这个系统的作用之一是使卵细胞周期性发育、排卵。每一次月经周期开始都伴随着卵母细胞的发育，卵母细胞及包绕其周围的颗粒细胞共同形成卵泡，在垂体分泌的卵泡刺激素的作用下，卵母细胞和颗粒细胞间积聚的卵泡液增加，卵泡接近成熟时破裂，排出卵母细胞，这个过程称为排卵。同时，卵泡周期性发育而分泌的雌激素和孕激素也将周期性地作用于子宫。子宫最内层的组织称为子宫内膜，它又分为基底层和功能层。基底层在月经期不脱落；功能层受性激素的影响出现周期性变化，排卵后如果没有受孕，则坏死脱落，形成月经。

二、女性激素系统的作用

女性生殖内分泌激素的调节主要通过下丘脑-垂体-卵巢轴来完成。虽然下丘脑、垂体和卵巢在解剖上并没有直接的联系，但它们可以通过血液循环传递激素进行相互调节。同时，它们所分泌的激素也通过血液循环抵达全身靶器官（如子宫、输卵管、阴道、乳房）。

下丘脑-垂体-卵巢轴又称生殖内分泌轴，它是一个完整而协调的神经内分泌系统，每个环节均有其独特的神经内分泌功能，并且互相调节、互相影响。它的主要生理功能是控制女性发育,产生正常月经和性功能。在下丘脑促性腺激素释放激素(GnRH)的控制下,垂体分泌卵泡刺激素(FSH)和黄体生成素（LH）。卵巢依赖于 FSH 和 LH 的作用产生成熟卵泡并排卵,排卵后的卵泡变成黄体,并产生孕激素(P)与雌激素(E),而子宫内膜的周期性变化又受卵巢分泌的性激素的调控。同时,卵巢性激素对下丘脑-垂体的分泌活动亦具有反馈调节作用。因此,生殖内分泌轴的功能调节是通过神经调节和激素反馈调节实现的。

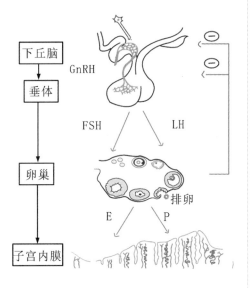

生殖内分泌轴

女性生殖功能的神经内分泌调节是通过下丘脑-垂体-卵巢逐级实现的。

下丘脑和垂体是女性内分泌的控制中心,位于大脑;卵巢和子宫则位于盆腔内。

下丘脑主要分泌 GnRH 作用于垂体,而来自更高神经中枢的神经递质可影响下丘脑 GnRH 的分泌,因而情绪波动,过度肥胖或消瘦,内分泌疾病如甲状腺功能亢进或减退、糖尿病等都可能影响下丘脑的功能,从而引起内分泌失调,表现为排卵障碍和月经异常。

垂体主要分泌 FSH 和 LH。FSH 是卵泡发育必需的激素,可直接促进幼稚卵泡的生长发育。LH 有两个作用:①刺激卵泡合成雄激素,后者是合成雌激素的底物;②促使卵母细胞进一步成熟并排卵,在排卵后促进孕激素、雌激素的合成与分泌。

卵巢在 FSH 和 LH 的刺激下,主要分泌三种性激素——雌激素、孕激素和雄激素。

生殖内分泌轴存在正向调控,也存在反馈调节,比如,促性腺激素对下丘脑有负反馈(抑制分泌)调节作用,性激素对下丘脑和垂体有正反馈（促进分泌）和负反馈（抑制分泌）调节作用。

三、三大性激素各司其职，合作无间

（一）雌激素的周期性变化及作用

在卵泡开始发育时，雌激素分泌量很少。在 FSH 和 LH 的作用下，卵泡膜细胞和颗粒细胞共同合成雌激素。到月经第 7 天，卵泡分泌的雌激素量迅速增加，排卵前达到高峰。排卵后，卵泡液中的雌激素释放到腹腔，循环中的雌激素水平暂时下降。排卵后 1～2 天，卵巢黄体开始分泌雌激素，循环中的雌激素再次逐渐上升。在排卵后 7～8 天黄体成熟时，循环中的雌激素形成第二次高峰。此后，黄体萎缩，雌激素水平急剧下降，月经期达到最低水平。

雌激素能增加血液供应，加快血液循环，促进子宫内膜增生，促进细胞的蛋白合成，引起靶器官的组织增生肥厚。宫颈腺上皮在雌激素作用下分泌黏液，排卵时黏液量多、稀薄，有利于精子穿透。雌激素还能影响全身脂肪代谢及骨细胞和骨组织生长代谢。

（二）孕激素的周期性变化及作用

在排卵前，卵泡几乎不合成孕激素。当 LH 排卵峰发生时，排卵前卵泡颗粒细胞合成的孕激素逐渐增加，并释放入血液循环。到排卵后 7～8 天黄体成熟时，孕激素分泌量达到高峰，以后逐渐下降，月经期降到卵泡期的水平。孕激素能使宫颈黏液变稠，不利于精子穿透；抑制子宫的自发性收缩，保护妊娠物的生长。

（三）雄激素的作用

女性体内雄激素含量低，主要来自肾上腺，小部分来自卵巢。排卵前在 LH 峰的作用下，卵巢合成雄激素增多，可以促进非优势卵泡闭锁并提高性欲。雄激素有促进蛋白合成、促进肌肉生长和骨髓造血、维持阴毛和腋毛等性征及保持性欲的作用，是不可缺少的。

（章瑜、黄荷凤）

有关性行为

一、性要求的产生

性要求是人类在性成熟后寻求性快感的一种自然现象,也可以称为性欲。

性要求的产生与性激素的影响关系密切。雄激素是维持性欲的主要激素,雌激素也起到一定的作用。女性体内有一定水平的雄激素,给女性使用雄激素,可以增强其性要求;反之,雄激素的明显减少会导致性欲下降。雌激素能促进血液循环,使外阴、阴道得到更好的营养;促进宫颈分泌黏液,使阴道黏膜润泽、光滑,有利于提高性交时男女双方的舒适度。对于提前绝经(卵巢早衰)以及围绝经期、绝经后的妇女,使用小剂量雌激素可以提高性生活的质量和满意度。

手淫是性要求的直接反应,是指为了寻求性快感,用手法、衣物或器具摩擦自己的外生殖器或其他性敏感区,以达到性高潮,使性紧张彻底消退的行为。手淫的广泛存在,说明了性要求的普遍性和自然性。20世纪50年代后期,一项关于16000例美国男女性行为的调查显示,92%的男性和58%的女性存在手淫,且没有产生焦虑、自责、恐惧或体力消耗等。手淫是女性性功能的正常反应。儿童时期由于好奇或偶然机会抚摸自身的外生殖器,可能会获得某种舒适感。青春期后卵巢发育,性功能成熟,女性逐渐出现性欲、性行为和手淫。1980年美国的一项性调查资料显示,在70岁以上的老年男女中,仍有手淫者分别达到48%和33%,其中几乎每次出现性高潮的占70%以上。这说明性要求是一种伴随终身的生理现象。

二、性行为的正常体验

性行为是指男女之间的爱抚,以及男性阴茎勃起插入女性阴道,双方共同经历性兴奋、高潮及消退的过程。性行为是性成熟个体的自然、本能行为,在人类受到社会因素的制约。性行为伴随了性反应周期。有人将女性的性反应周期分为四个阶段:兴奋期、持续期、高潮期和消退期。

性兴奋在生理上伴随生殖器官充血,阴道黏膜渗出液体,阴道入口变窄,阴道深处变宽,阴蒂变大、变红、勃起,乳房隆起,乳头竖起,脉搏、呼吸加快，肌肉收缩。性兴奋可能持续几分钟甚至几十分钟。

性高潮时性紧张呈爆发性变化，子宫、阴道外 1/3、肛门外括约肌、盆底肌群出现不自主、规律性的痉挛性收缩，此时快感达到顶点，性紧张得以充分释放。

消退期发生的解剖学和生理学变化与兴奋期相反，阴唇和阴蒂充血消退，呼吸、心率、血压、肌张力也恢复正常，部分女性有出汗现象。

伴随性伴侣的爱抚和"进攻"，女性的性兴奋及性高潮逐级演进，并体会着自己与众不同的、对性伴侣的强烈吸引力，从而强化了自信和自我陶醉，生理及心理的渴望得到充分的满足。男女双方在对等、协调的性要求和性行为中得到情感交流和紧张释放，心理上感觉到更爱自己并更爱对方。性高潮过后往往全身发红，大汗淋漓，伴随彻底的身心放松。

♀ 三、精子与卵子相遇的过程

新的生命起源于受精，即精子和卵子的相遇及结合。在恰当时间的和谐性生活后，如果条件巧合，新的生命开始在母体内萌发。这看似是一个轻松自然的过程，然而，受孕需要一些必备

条件才能发生，比如精子和卵子分别经过 3 个月左右的发育和准备，具有了受精能力；女性的宫颈、子宫、输卵管状况良好，允许精子顺利通过及受精卵如期运送；子宫内膜为胚胎着床做好适应性准备；卵巢黄体分泌孕激素支持妊娠物免受母体免疫排斥等等。任何一个环节有障碍，都可能导致不孕或流产。

（一）卵子的捕获

月经中期，卵巢排卵后，输卵管伞端接近卵巢表面并张开，配合着输卵管黏膜纤毛活动和肌肉蠕动将卵子吸入输卵管腔内。一般情况下，输卵管捕获同侧卵巢排出的卵子，但偶尔也存在卵子游走现象。卵子在输卵管里只能存活 1 天。

（二）精子在女性生殖道中上行

正常性交后，有 2 亿～5 亿个精子沉积于宫颈外口和阴道后穹隆。精液射出后立即变成凝胶状，使精子不受阴道酸性环境的破坏。阴道的酸性液可以加速精液液化。女性排卵期的宫颈黏液成分适宜精子穿透并上行，但宫颈黏液对精子上行有筛选作用，只有活力良好的精子才能继续进入宫腔和输卵管。通常精子在性交后约 12 小时可以到达输卵管。如果未受精，精子

多在 24～36 小时后死亡，耐力最强的精子平均也只能坚持 4～5 天。

（三）受精

在输卵管距离伞端约 1/3 处，精子穿过卵子的透明带，雌雄原核（细胞核）相互融合，成为新生命的起点。这个过程称为受精。精子头一旦进入卵子，受精卵的透明带就发生变硬反应，阻止其他精子穿入。受精前精子、卵子各自携带半数染色体（即 23 条染色体），受精后雌雄原核相互靠近并融合，细胞核内染色体数目恢复到正常的 46 条。从精子穿入到雌雄原核相互融合，历时 8～20 小时。

受精卵的早期分裂和发育称为卵裂，持续 5～6 天，这个阶段透明带保持完整。受精卵在输卵管里停留 3～4 天，一边发生卵裂，一边向输卵管子宫连接区域运行，最后进入宫腔。在卵巢分泌足量孕激素和适量雌激素的支持下，子宫内膜发育，适合受精卵的着床。

（王波、丁国莲）

直面不孕症

一、不孕症的发生现状

世界卫生组织（WHO）将不孕症定义为结婚后至少1年、同居、有正常性生活、未采取任何避孕措施而不能生育。根据是否受过孕又可分为原发不孕和继发不孕。原发不孕指从未妊娠过；继发不孕指曾有过妊娠（包括足月妊娠、早产、流产和异位妊娠、葡萄胎等），以后1年以上未避孕而未再妊娠。男性原发不育是指男方从未使任何一个女子受孕；男性继发不育是指男方曾经使一个女子受孕，以后出现不孕。

WHO在20世纪80年代末期对25个国家的33个研究中心组织了一次采用标准化诊断的不孕症夫妇调查，结果表明，发达国家有5%～8%的夫妇受到不孕症的影响，发展中国家一些地区不孕症的发生率可高达30%。20世纪90年代后期WHO报告，世界范围内不孕症的发生率已达到10%～20%，最近对工业发达国家的调查已增至20%～25%。1995年世界卫生组织人类生殖特别规划署（WHO/HRP）的统计学显示，全球不孕症夫妇已达6000万～8000万对。WHO将不孕不育症与心血管疾病、肿瘤并列为当今影响人类生活和健康的三大主要疾病。

近年来随着生活节奏加快、工作压力增加、环境污染恶化、饮食结构改变以及人们生育观念转变等，由此引起的生育能力下降问题也显现出来。不孕症是涉及全球各个地区或国家育龄夫妇的问题，它不同于临床上其他疾病，不仅是反映家庭幸福与否、生活质量高低的一个重要标志，也是衡量一个国家和地区的生殖健康水平、医疗服务水平、经济水平、文化水平、生活水平等多个层面实际情况的重要指标。

二、造成不孕症的常见原因

引起不孕症的原因很多，如年龄、生活习惯、肥胖等都是影响生育力的相关因素。不孕症可由男女双方或者单方因素所致。多项流行病学调查结果显示，不孕夫妇中，女方因素占40%～55%，男方因素占20%～40%，共同因素占20%～30%，不明原因占10%。女方因素包括：①排卵障碍，约占40%；②输卵管疾病，约占40%；③不常见因素，包括子宫及宫颈疾病、外阴阴道疾病、子宫内膜异位症、免疫因素等，约占

10%；④不明原因不孕，约占 10%。男方因素主要有精子生成障碍及精子运送障碍。

（一）排卵障碍

引起排卵障碍的常见原因有：

1. 下丘脑疾病 如颅咽管瘤、脑外伤、精神疾病、过度紧张、剧烈运动、神经性厌食、药物因素等。

2. 垂体疾病 如希恩综合征、垂体肿瘤、空蝶鞍综合征等。

3. 卵巢病变 如先天性卵巢发育不良（常见的有特纳综合征、单纯性腺发育不良、睾丸女性化综合征）、卵巢抵抗综合征、未破裂卵泡黄素化综合征、卵巢早衰等。

4. 多囊卵巢综合征（PCOS） 这是生育年龄妇女最常见的内分泌疾病，

主要症状为无排卵、不孕、肥胖、多毛等，其中排卵障碍导致不孕则是多囊卵巢综合征的主要临床表现。

5. 其他内分泌疾病 如甲状腺功能异常、肾上腺功能异常等。

（二）输卵管疾病

输卵管具有摄取卵子、输送精子以及将受精卵输送至宫腔的作用，因此，输卵管阻塞或者功能障碍是导致女性不孕的重要原因之一。

1. 慢性输卵管炎 慢性输卵管炎的形成有多种原因，如急性炎症治疗不彻底或者不及时，导致输卵管黏膜粘连或者盆腔炎；长期使用宫内节育器；人工流产或者胎盘残留继发感染，导致输卵管粘连；性传播疾病如淋球菌、沙眼衣原体、支原体的感染上行性

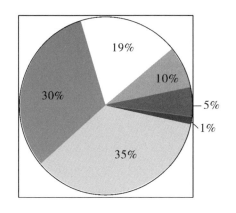

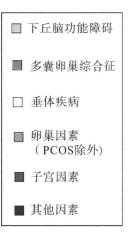

- 下丘脑功能障碍
- 多囊卵巢综合征
- 垂体疾病
- 卵巢因素（PCOS除外）
- 子宫因素
- 其他因素

■ 月经稀发或继发性闭经的原因分类

传播,造成输卵管损伤等。

2. 输卵管结核　生殖器官结核多见于青年女性,大多继发于肺结核和腹膜结核。输卵管为生殖器官结核最易受累的部位,且多为双侧性,临床上以慢性输卵管结核多见。结核杆菌破坏输卵管黏膜,尤其是伞端黏膜,导致干酪样坏死和粘连,从而破坏输卵管的结构和功能,其造成的损害严重且不易恢复。

(三)子宫及宫颈、外阴阴道疾病

1. 子宫疾病　导致子宫性不孕的常见疾病有子宫畸形、宫腔粘连、子宫肌瘤、子宫内膜息肉等。

(1)先天性子宫畸形:如双角子宫、双子宫、单角子宫、纵隔子宫等。

(2)宫腔粘连:又称 Asherman 综合征,主要与宫腔手术及感染有关。宫腔粘连可导致子宫内膜组织形态及功能异常,影响受精卵着床、胎盘及胚胎发育。宫腔粘连还可破坏子宫内膜组织结构和功能的完整性,降低子宫内膜的容受性,影响胚胎着床及发育。

(3)子宫肌瘤:肌瘤改变了宫腔的扭曲度,使宫腔增大延长,阻碍了输卵管开口或改变了宫颈位置,从而不利于精子通过、卵子移植或胚胎移植,并且降低种植率。子宫肌瘤还可引起子宫

功能失调,导致子宫收缩力异常,从而影响精子的运输和胚胎种植,尤其是黏膜下肌瘤,可影响胚胎着床。

(4)子宫内膜息肉:子宫内膜息肉可改变宫腔内环境,妨碍精子和受精卵的存活及着床,从而导致不孕。

2. 宫颈疾病　在卵巢激素的影响下,宫颈的形态及其黏液的物理、化学性质常随着月经周期而发生变化。如在排卵期,宫颈黏液分泌量增加,并变得稀薄、透明,以利于精子穿过、储存等,从而保证精子进入宫腔获能。若有宫颈发育异常、宫颈炎症、宫颈黏液异常、宫颈免疫学功能异常等,均可引起不孕。

3. 外阴阴道疾病　如先天性处女膜闭锁、阴道闭锁等可影响性生活,阻碍精子进入宫颈。严重阴道炎可改变阴道的酸碱性,降低精子活力,甚至吞噬精子等。

(四)子宫内膜异位症

盆腔子宫内膜异位症可引起卵巢与输卵管伞端粘连,卵巢排出的卵子因此不能被摄取到输卵管内,从而使精子、卵子无法相遇,不能形成受精卵。另外,子宫内膜也可以异位到输卵管管腔内,从而影响受精。

子宫内膜异位症的主要症状有不

孕、痛经、慢性盆腔痛、性交痛、月经异常等。25%的患者无任何症状。子宫内膜异位症患者不孕率高达50%，主要与下列因素有关：

1. **盆腔解剖结构异常** 子宫内膜异位病灶可以引起卵巢、输卵管周围广泛粘连，导致输卵管结构异常以及蠕动功能异常，从而影响摄取卵子及输送受精卵至宫腔。

2. **卵泡发育异常和排卵障碍** 子宫内膜异位症患者常有卵母细胞质量下降，黄体功能不足，未破裂卵泡黄素化综合征的发病率高达18%～79%。

3. **免疫功能异常** 目前有研究表明，子宫内膜异位症患者的免疫功能异常与不孕症有关。

4. **盆腔微环境改变** 子宫内膜异位症患者腹水中含有大量有害物质，影响精子的活动力及穿透力，可妨碍受精及受精卵的分裂。

（五）不明原因不孕

不明原因不孕并非指没有原因，而是指依据目前的检查方法尚未发现明确病因的不孕。

（六）男方因素

对于男性，需要有正常的生精过程、正常的精子运送过程以及正常的附性腺功能等，才可使精子顺利进入女性生殖道内，精卵结合发育成胚胎。男性不育不是一个独立的疾病，而是多种综合因素造成的不良后果，主要有精子生成障碍、精子运送障碍等。

精子生成障碍的常见原因有下丘脑及垂体病变、睾丸及附性腺病变（隐睾、睾丸炎、前列腺炎、精囊炎等）、染色体异常、环境因素（如化学毒性物质、高温、吸烟嗜酒等不良嗜好）影响等。精子运送障碍的常见原因有输精管梗阻（如输精管结扎）、阴茎及尿道畸形、男性性功能障碍（如勃起障碍、射精障碍）等。

（金敏、陆秀娥）

女性生育功能的自我评估

"十月怀胎，一朝分娩"本是女性繁衍后代的基本能力，但是，现代人越来越晚婚，导致生育能力大大降低，越来越多的家庭要为生孩子这件事发愁。一项调查统计显示，目前我国有几千万不孕不育症患者，而且每年以数十万的速度递增。据 WHO 统计，目前不孕不育症已成为继肿瘤和心血管疾病之后影响人类生活的第三大疾病，而其中由女方因素引起的占了近五成。

生育是一个极其复杂而神奇的过程，需要多个环节的参与。生育期女性要学会对自己的生育功能进行评估，其中包括排卵功能、子宫功能、输卵管功能以及生殖道功能等方面，这样发现异常后就能及时就医，有助于不孕症的尽早诊治，从而为正常生育赢得时间，创造更多、更优的机会。对于生育功能异常的女性，在进行全面的专业评估后选择最佳的诊疗方案，大部分可以进行治疗或予以改善。下面我们对生育功能的自我评估方法作一简单介绍。

一、排卵功能的自我评估

我们可以从月经周期初步判断排卵功能，也可以通过测量基础体温监测排卵，或用尿排卵试纸准确测算排卵时间。一般来说，在排卵前 2～3 天至排卵后 1～2 天为易受孕期。因此，监测排卵可以指导同房，提高受孕率。另外，如发现有排卵异常，可尽早就医，及时诊治，为下一步受孕提供机会。

（一）月经周期的观察

正常月经周期一般为 21～35 天，平均 28 天。月经正常的妇女，其排卵期在下次月经来潮前的 14 天左右。月经周期不规则的妇女常伴有排卵功能异常，所以不容易受孕。月经周期过长，多伴有排卵障碍，导致排卵少或不排卵，常见的有多囊卵巢综合征等；月经周期过短，可能提示卵巢功能减退、黄体功能不全等，这些都可以降低受孕的概率甚至引起不孕。

（二）基础体温的测定

基础体温是机体处于静息状态下的体温。正常育龄妇女由于排卵后有黄体形成，其所产生的孕酮对下丘脑体温调节中枢有致热作用，因此其基础体温呈特征性变化：在月经干净后至排卵前基础体温比较低，排卵后可上升 0.3～0.5℃，一直持续到经前 1～2

天或月经第1天,又降到原来水平。因此,测量基础体温可以了解卵巢有无排卵以及排卵后的黄体功能。

1. 基础体温的测定方法 每晚睡前将体温表水银柱甩至36℃以下,并将其放在伸手能取到的地方。次日清晨醒后不说话,不起床,不活动,立即将体温表放在舌下,测量口腔体温5分钟(夜班工作者应在睡眠6~8小时后测定)并作记录。每日测量时间最好固定,一般需连续测3个月经周期。同时,应将生活中的有关情况如

性生活、月经期、失眠、感冒等可能影响体温的因素及治疗状况如实记录。

2. 基础体温曲线图的绘制及分析 我们可以绘制基础体温曲线图,横坐标表示日期,包括月经周期日以及同房日,每一小格为1天;纵坐标表示体温。从月经来潮的第1天开始,将每天所测量到的基础体温度数用小点画在体温记录单的相应格子中,一直到下次月经来潮的前1天为止,最后将每个小点用直线按顺序连接起来,就成为一个月经周期的基础体温曲线图。

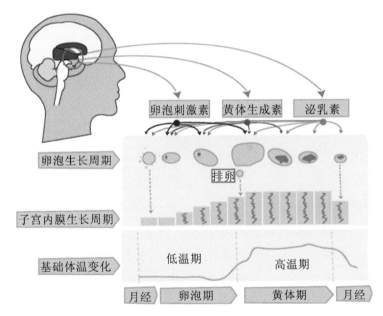

■ 在卵泡刺激素、黄体生成素等激素的刺激下,卵泡由卵泡期逐渐增大发育成熟并排卵进入黄体期;伴随卵泡的发育,子宫内膜由薄增长到适宜的厚度,以利于受精卵着床。这些内在的变化表现在基础体温上就是排卵后体温较之前上升0.3~0.5℃,并持续至少12天直至下次月经来潮前下降

基础体温曲线图分析如下：

（1）在排卵后，黄体分泌孕激素，体温迅速上升0.3～0.5℃，并持续至少12天，至下次月经来潮前才下降。这是正常情况下未受孕妇女的基础体温。

（2）若有黄体功能异常，则出现双相型体温，表现为：①体温上升缓慢；②体温升高的幅度不足；③黄体期高温不足12天；④月经来潮后，体温仍持续在比较高的水平。

（3）无排卵时可出现单相型体温。由于缺乏孕激素，体温虽有波动，但无持续性的升温。

（4）若已经怀孕，常表现为基础体温持续升高。一般来说，高温持续超过16天就是怀孕的征兆。

（5）持续高温一段时间之后降温，一般是早期流产的征兆。怀孕后如出现这样的基础体温曲线图，应及早到医院就诊，查明原因。

（三）尿排卵试纸的检测

正常女性体内保持微量的黄体生成素（LH），月经中期LH的分泌量快速增加，形成一个LH峰，并在此后的28小时内刺激成熟卵子的释放，即排卵。尿排卵试纸能准确地检测出LH的峰值水平，使女性能预知最佳的受孕或避孕时间。在检测前应首先确定自己的月经周期，其算法是：从本次月经的第1天（即出血当天）到下次月经的前1天为一个月经周期。多数妇女在下次月经前14天左右排卵，在排卵前2～3天及排卵后1～2天（即排卵日前后共4～5天内）为易受孕期，因此可以在此期进行尿排卵试纸检测。开始检测后应每天定时进行，当将要出现接近LH峰值的颜色时应每隔12小时测试一次，直至测出LH峰值，就可以准确地测算出排卵时间。

检测方法为：将尿液收集在干净、干燥的尿杯中，将试纸标有MAX箭头的一端浸入尿液中（注意不要使尿液超过箭头所指的横线），保持30秒钟后取出平放。结果：①阳性，即反应线T与控制线C的颜色同样深，预测48小时内排卵；反应线T比控制线C的颜色深，预测14～28小时内自然排卵。②阴性，即反应线T比控制线C的颜色浅，或只出现一条控制线C，提示未出现过LH峰或峰值已过。③无效，即10分钟内无控制线C出现。尿排卵试纸在一般的药店都有售，使用方法参见说明书。

（四）进一步的排卵功能评估方法

进一步的排卵功能评估包括B超卵泡监测、宫颈黏液涂片分析、血液内分泌检测等。这些检查需要在专业医疗机构由医务人员完成，以进一步确定排卵功能，准确捕捉排卵信息，明确排卵异常的原因，针对性地进行处理和干预。

二、子宫功能的自我评估

子宫具有储存和输送精子、使孕卵着床及孕育胎儿的功能，因此，子宫和宫颈因素在生殖功能中起到重要的作用。子宫功能的自我评估主要是对月经性状的观察。由于来月经对于女性来说是平常事，因此很多女性对自己的月经时间、月经量、颜色不注意。

其实，月经性状的改变是妇科疾病的预告，如月经量增多或经期延长多与子宫肌瘤、子宫腺肌病、子宫内膜息肉等疾病有关，月经量减少可能与子宫内膜损伤、宫腔粘连等相关，痛经多因子宫腺肌病、子宫内膜异位症、子宫肌瘤、宫颈狭窄或粘连所致，异常阴道流血流液可能与宫颈疾病（包括炎症与肿瘤）等有关。因此，如果发现自己的月经性状有改变，需要尽早就医，及时干预，以改善子宫功能，为下一步受孕提供机会。

（一）月经性状的观察

1. **月经过多** 一般认为正常月经的出血量应为20～60ml，超过80ml为月经过多。以卫生巾的用量可以大概估计，正常用量是平均一天换四五次，每个周期不超过2包（每包10片计）；假如用3包卫生巾还不够，而且差不多每片卫生巾都是湿透的，就属于经量过多。引起月经过多的生殖器官器质性疾病多为子宫异常，如子宫肌瘤、子宫腺肌病、子宫内膜息肉、子宫内膜增生等。

2. **月经过少** 月经周期基本正常，经量明显减少，甚至只有点滴出血；或经期缩短至不足2天，经量也同时减少，均称为月经过少。引起月经过少常见的子宫病理性因素是人流手术或其他宫腔手术后发生的宫腔粘连，由于宫壁黏附，使子宫面积减小，因而出血减少甚至无出血现象。

3. **痛经** 痛经是指女性在月经期及其前后出现小腹或腰部疼痛甚至腰骶部疼痛，随月经周期而发，严重者可伴有恶心呕吐、冷汗淋漓、手足厥冷，甚至昏厥。临床上常将痛经分为原发性和继发性两种。原发性痛经多指生殖器官无明显病变者，故又称功能性痛经，多见于青春期、未婚及已婚未育者，在正常分娩后疼痛多可缓解或消失。继发性痛经多为生殖器官的器质性病变所致，常见于子宫腺肌病、子宫内膜异位症、子宫肌瘤、宫颈狭窄或粘连等。

（二）异常阴道流血的观察

其他与月经周期无明显关系的阴道流血流液则要考虑到子宫内膜和宫颈的疾病，包括炎症及肿瘤等。

（三）进行子宫检查

若发现有月经性状的异常或改变，接受子宫检查很有必要，以此可以了解病变的性质，并进行处理。检查子宫的方法很多，包括盆腔 B 超、子宫输卵管造影及宫腔镜检查等。宫腔镜检查可以直视宫腔，提供的信息最准确，并且可以对相关病变进行处理，是宫腔检查的金标准。

三、输卵管功能的自我评估

输卵管具有运送精子、摄取卵子及把受精卵运送到子宫腔的重要作用，若发生输卵管功能障碍或管腔不通，可导致女性不孕。输卵管功能的自我评估相对比较困难。长期反复的下腹疼痛、盆腔炎病史可能导致输卵管功能异常，反复流产史、既往宫外孕史及输卵管手术史更是输卵管功能异常

的危险因素。若有以上高危因素并伴不孕史，应高度警惕输卵管的异常，及时就医诊治。

输卵管性不孕临床上主要包括输卵管粘连、炎症及积水等。临床上输卵管检查的主要方法为子宫输卵管通液术、子宫输卵管碘油造影和腹腔镜检查（亚甲蓝通液术）。

子宫输卵管通液术是一种简便价廉的方法，但其缺点是依赖操作者对通液阻力，回流液体的速度、数量等来主观推断输卵管的通畅程度，经过临床观察误诊率高达 50%。子宫输卵管碘油造影损伤相对小，在有经验的医生操作下并辅以数字 X 线机的应用，能对输卵管堵塞作出正确诊断，准确率达 98%，且具有一定的治疗作用，是目前用来了解输卵管是否通畅及通畅程度和具体堵塞部位的最常用的检查方法。腹腔镜直视下亚甲蓝通液术能更客观准确地评估输卵管的通畅程度，同时还可以对病变的输卵管进行修复整形等处理，已逐渐成为输卵管功能评估的常用方法。

四、其他

其他女性生育功能评估还包括生殖道功能评估。性交困难可伴有外生

殖器畸形,如处女膜发育异常、阴道部分或完全闭锁、阴道外伤后的瘢痕狭窄等。外阴阴道炎症可以改变阴道的酸碱度,降低精子活力,减少精子在阴道的生存时间,甚至吞噬精子等,也可引起不孕,常表现为白带的异常。因此,有上述症状的女性也需警惕,及早诊治。

(章瑜、胡燕军)

第一次就诊

当不孕年限超过1年时，你可能需要去咨询专业的不孕不育专科医生了。就诊的目的一方面是在专科医生指导下对目前影响你怀孕的因素进行排查，另一方面可以就如何增加受孕机会方面得到一些专业的指导。

女性不孕症的专科检查主要是涉及阴道、宫颈、子宫、输卵管以及卵巢的检查。第一次就诊时最好能夫妻双方一同前往，因为生育是关系到两个人的事情。建议先查男方的精液常规，因此项检查无创伤，且直接关系到女方需进一步做何种检查和治疗。医生在询问病史的过程中可能涉及隐私问题，为了全面了解病情，需要配合回答，包括性生活情况、既往妊娠情况等。

一、女方需要了解的主要问题

（一）不孕史

不孕史包括不孕的年限、既往的避孕方法（避孕药、宫内节育器等）、停止避孕的时间、做过哪些检查、接受过哪些治疗等。

（二）月经史

月经史包括平素月经是否规律、月经性状、末次月经时间、初潮时间等。

（三）婚姻生育史

婚姻生育史包括结婚年龄、既往生育史（包括有无生育，孩子的个数）、既往流产史（包括有无流产，流产的次数，是人工流产还是自然流产，难免流产有无清宫）、既往宫外孕的次数及处理等。

（四）性生活史

性生活史包括夫妻关系是否和睦、性生活频率、性生活质量、有无性交困难及性交痛、婚前有无多个性伴侣等。

（五）疾病史

主要询问既往有无重大疾病，包括心、肝、肺、肾、脑等疾病，以排除禁忌妊娠的情况，尤其需要关注既往是否有结核病、传染病、糖尿病、甲状腺功能亢进症等病史。

（六）外科手术史

主要询问既往有无手术甚至外伤史，包括阑尾切除术、胆囊手术等。重点关注妇科手术病史（包括卵巢手术、子宫肌瘤手术、剖宫产术、输卵管妊娠手术等）。

（七）妇科病史

妇科病史是重点询问的部分，包

括是否有急性盆腔炎病史或者盆腔炎性疾病后遗症、是否有性传播疾病史等。

（八）生活方式

主要排查不利于怀孕的不良生活方式，如从事何种职业、是否有吸烟及饮酒史、是否有长期服药史（主要指精神药品、镇痛药等）、是否有毒物接触史、工作压力如何、精神是否长期处于紧张状态等。

二、不孕症的检查

第一次就诊后，医生通过对病史的详细了解，可能对不孕症的原因已经有了初步的判断，但是不能仅仅根据经验就进行下一步的治疗，而是必须做一系列检查以明确诊断，全面了解引起不孕的原因。因为对于不孕症患者来说，很可能存在多种复合因素。

进行不孕症检查时，应遵循由简至繁、由易到难的原则。其中一部分检查在第一次就诊时就能完成，但是还有相当一部分检查必须等到月经期或者特定时期进行。

三、第一次就诊时就可完成的检查

（一）妇科检查

首次就诊时一定要进行常规的妇科检查，这是可能发现不孕原因的最基本和最简单的检查方法。通过妇科检查可以排除生殖道畸形，包括阴道横隔、阴道纵隔、双宫颈畸形等。

（二）宫颈黏液检查

在排卵前的几天里，宫颈扩张流出的大量透明的蛋白样黏液称为宫颈黏液。宫颈黏液对生育至关重要，它是精子游向宫颈，再游向子宫和输卵管的向导，也是可以让精子存活数天，并等待排卵的一种良好的碱性环境，还是抵御细菌的过滤器。宫颈黏液的量、性状和质量是医生关注的重点之一。

1. **宫颈黏液涂片检查** 宫颈黏液涂片可以提供很多信息。一般情况下，雌激素作用可引起宫颈黏液涂片出现羊齿状结晶（顾名思义，这种结晶的性状接近羊齿），而孕激素作用可致宫颈黏液中出现椭圆体。因此，宫颈黏液涂片出现典型的羊齿状结晶多表示接近排卵期；如涂片全为排列成行的椭圆体，而无羊齿状结晶出现，则为妊娠象。不孕症妇女通过宫颈黏液检查，可以了解卵泡的发育情况及确定有无排卵。

2. **宫颈黏液中的精子检查** 宫颈黏液检查还包括精子与宫颈黏液相容性试验，目的是检查宫颈黏液内精子的品质。这是判断不孕原因的重要检查方法。该试验应在预计的排卵期进行（通过观察宫颈黏液及 B 超监测卵泡判断），具体方法为：禁欲 1～2 天，在就诊前的 5～20 个小时内性交，用窥阴器暴露宫颈，首先观察宫颈黏液的性状，然后吸取颈管深处的宫颈黏液涂片，在显微镜下观察。如果每高倍视野有 20 条以上活动精子，为正常，说明精子与宫颈黏液相容性良好；若少于 5 条或者没有活动的精子，提示精子与宫颈黏液不相容，可能是宫颈黏液不正常，也可能是精子不正常，需行进一步试验明确。

精子与宫颈黏液相容性进一步试验主要有交叉渗透试验，即检查丈夫的精液和一种正常的宫颈黏液在一起的情况，以及妻子的宫颈黏液和一种正常的精液在一起的情况。

（罗琼、封纯）

再次就诊时可完成的检查

一、卵巢功能检查

卵巢功能检查需要在特定的时间进行，所以大多不能在第一次就诊时完成。卵巢功能检查主要包括卵巢储备功能检查和卵巢排卵功能检查，适用于任何年龄的不孕症患者，其中卵巢储备功能是提示女性卵巢年龄的最主要指标。

卵巢储备功能主要通过年龄、基础内分泌和窦卵泡计数三个方面表现。基础内分泌是在月经第 1～3 天抽血检查，检测内容包括卵泡刺激素（FSH）、黄体生成素（LH）、雌二醇（E$_2$）、泌乳素（PRL）、睾酮（T）等水平，其中 FSH、FSH/LH 是评估卵巢储备功能的重要指标。窦卵泡计数是通过月经第 1～3 天的 B 超检查检测双侧卵巢的窦卵泡数目。结合年龄、基础内分泌以及窦卵泡计数，可大致评估卵巢的储备功能，也可作为促排卵治疗中评价卵巢反应性的重要依据。卵巢排卵功能检查多于两次月经中期（即排卵期）进行。

二、输卵管检查

（一）子宫输卵管造影

目前最常用的输卵管检查方法是子宫输卵管造影，其在不孕症的检查中具有非常重要的地位，主要用于获得子宫及输卵管的详细资料，内容包括：①子宫的状况，如有无子宫大小异常（太大或太小）、子宫畸形（双子宫、纵隔子宫、鞍形子宫等）、宫腔粘连、宫腔息肉、宫颈形态异常（宫颈扩张、宫颈粘连等）；②输卵管的状况，如有无输卵管阻塞、积水等。另外，在造影过程中，液体上升时的压力对输卵管具有一定程度的疏通作用，因此有一定的治疗作用。

子宫输卵管造影不是第一次就诊时必做的检查，尤其对于年轻健康、既往无特殊疾病者，可以先进行其他必要的检查（如男性的精液检查等），再考虑是否需要进行子宫输卵管造影。对于有过人工流产或者药物流产史、难免流产清宫史或其他宫腔操作史、异位妊娠手术史、宫内节育器（IUD）放置史以及上生殖道感染史的人来说，子宫输卵管造影通常是首先要进行检查的项目。子宫输卵管造影检查需要在月经结束后的1周内进行，错过这个时间就需要等待下一次月经结束。子宫输卵管造影是一种侵入性检查，会对患者造成一定的痛苦，且因实施经阴道操作而存在盆腔炎发生的潜在风险，术前需禁性生活，围手术期需预防性使用抗生素。

（二）其他输卵管检查方法

其他方法包括输卵管通液以及超声引导下子宫输卵管通气术。前者由于操作简单，设备要求低，目前在基层医院广泛开展，缺点主要是诊断结果过多依赖于操作者的主观感受。后者在超声下可见子宫形态及输卵管通畅性，且适用于碘过敏者。

♀ 三、腹腔镜检查

腹腔镜是一种外科手术性质的检查，因此腹腔镜可作为上述检查已获得不孕原因后进行的一项手术治疗，或作为不明原因不孕的一项检查。通过腹腔镜检查，可以在直视下观察女性内生殖器官的情况，并进行相应的治疗。

（一）腹腔镜检查的适应证

当子宫输卵管造影显示输卵管异常，需行进一步检查或者对输卵管进行疏通或修补手术时；子宫输卵管造

影提示双侧输卵管通畅，而反复人工授精失败时；不孕年限长，其他检查未发现任何不孕原因时，可进行腹腔镜检查。

（二）腹腔镜检查可能发现的病变

腹腔镜检查可能发现的病变包括：①卵巢异常，如大小异常（太大或太小）、形态异常（表面太光滑或表面布满滤泡）；②盆腔子宫内膜异位病灶，如盆腔内有蓝紫色结节、巧克力囊肿等；③粘连，如在子宫、卵巢和输卵管之间有或薄或厚的膜状物质，挡住卵子的通道。

（三）腹腔镜的治疗作用

腹腔镜的治疗作用包括：①腹腔镜下亚甲蓝通液术，即在腹腔镜直视下，经过宫颈注入蓝色的亚甲蓝液，观察双侧输卵管是否通畅以及堵塞部位；②行卵巢囊肿剥除术；③分离盆腔的粘连；④剔除盆腔的子宫内膜异位病灶。

随着微创外科的发展，腹腔镜手术在技巧上获得了巨大的进步。由于其对机体的创伤相对较小，术后恢复时间短，因此应用越来越广泛。

四、宫腔镜检查

宫腔镜是一项新的微创性妇科诊疗技术，可用于诊断、治疗和随访子宫

腔内病变。宫腔镜不仅能确定病灶的部位、大小、外观和范围，而且能对病灶表面的组织结构进行细致的观察，并在直视下取子宫内膜以及病变处标本进行病理检查。

宫腔镜检查除了能发现子宫畸形、子宫内膜息肉、子宫内膜粘连、子宫内膜炎症的存在外，还可进行直视下子宫内膜局部活检、子宫内膜息肉切除、宫腔粘连分解、子宫纵隔切除，亦可行宫腔镜输卵管插管或通液术。

宫腔镜检查的过程比较简单，主要是用一根很细的镜子通过人体的天然孔道（经阴道-子宫颈）放入子宫腔内，对子宫内膜的病变及宫腔内占位性病变进行观察。其优势主要在于手术痛苦小、出血少，手术时间短，术后恢复快。

五、排卵功能检查

通过上述对卵巢功能、子宫输卵管的检查，以及腹腔镜和宫腔镜检查，已经排除了生殖系统的器质性病变，下一步要进行的就是排卵功能检查了。

（一）基础体温测量

评价排卵功能最简单和便宜的检查是绘制体温曲线，绘制体温曲线在不孕症的评估中具有重要作用。

1. 测量基础体温的意义 一是跟踪评估卵巢功能，提供月经周期的长度、有无排卵发生、排卵的日期、排卵后黄体持续时间等。二是帮助选择性交以及检查时间，性交后检查宜安排在排卵周期的准确时刻。三是初步判断妊娠的发生，如体温升高持续 18 日不下降，早孕的可能性大；如持续 3 周仍不下降，应考虑早孕。

2. 体温曲线的绘制方法 每天早上起床前，在同一钟点测量体温，并把测得的体温记录在专门为记录体温而设计的基础体温记录卡或者方格图上。从月经第 1 天开始，到下一次月经来潮之日为一个完整的月体温曲线。体温卡上需要相应记录所发生的所有事件，包括疾病、腹痛、白带异常、阴道出血、检查、治疗和性交情况。认真保留所有的体温曲线图，并进行整理，在每次就诊时将记录下来的体温表交给医生看。

3. 体温曲线的解释 在月经周期为 28 天的情况下，体温曲线表现为两个阶段：①低体温阶段，体温明显低于 37℃，这个阶段为排卵前阶段，只有雌激素的分泌；②高体温阶段，体温在 37℃或 37℃以上，这个阶段为排卵后阶段。体温升高，代表黄体分泌孕激素了。黄体是排卵后出现在卵巢表面的一种腺体，如果没有受精，黄体维持12天就退化了，表现为体温降低，月经来潮；如果发生受精，黄体继续维持，体温仍处于高峰值。这样的体温变化称为双相体温。

排卵发生在两个阶段的中间，如果月经周期为28天，排卵发生在月经周期的第14天，此时体温开始上升。体温上升的趋势可能是突然升高，也可能是一级一级地升高。

如果体温曲线没有突然升高，而是平的，称为单相体温，代表没有排卵。有时体温曲线变幻莫测、起伏不定，这种情况通常无法解释，可能与未严格按照要求测量使体温值不准确有关。另外，如果月经周期较长（30～32天），则排卵前期延长，排卵发生在月经周期的第17～20天；如果月经周期较短，排卵前期缩短，排卵发生也较早，在月经周期的第11～13天。因此，除非有黄体功能不全，正常妇女一般在下次月经来潮前14天左右排卵。

4. 易孕期的判断 排卵一般发生在体温处于突然升高前的最低点的那一天，但是这只不过是一个大概的日期。体温升高之前的3天是易孕期，我们只能等到月经周期结束后才能作出

判断。但是，月经规律的女性差不多在同一时期排卵。

（二）B超动态监测

B超动态监测是指从自然月经周期第8～10天开始，每天用B超监测卵泡发育。成熟卵泡的典型超声特征为：卵泡直径＞17mm，卵泡液增多，卵泡位于卵巢边缘，边界清晰，透亮度好。排卵的超声特征为：80%表现为数小时内卵泡明显变小，卵泡壁塌陷，卵泡形态不规则、壁厚；卵泡内出现密度较高的光点，边缘不连续或呈锯齿状，提示血体。优势卵泡不破裂而突然增大，可能是未破裂卵泡黄素化综合征，逐步缩小即为闭锁卵泡。

（三）血孕酮水平监测

通过血孕酮水平的测定通常可以间接证实有无排卵。卵泡期血孕酮平均值为0.96±0.16nmol/L，一般均＜10nmol/L；LH峰开始12小时内血孕酮开始上升，于黄体功能成熟时达高峰。血孕酮测定时间大约在经前1周进行，排卵标准为＞18nmol/L。对于月经周期不规则者，检测血孕酮时间很难确定，需要重复检测，隔周一次，直至月经来潮。

（四）尿LH峰监测

在排卵周期中，排卵时的LH水平

可达到排卵前的 20～100 倍,称为 LH 峰。约97%的排卵发生在血 LH 峰值后 24 小时内,因此血 LH 是预测排卵的可靠方法之一。测定血 LH 有很多限制,包括需要多次采血、价格昂贵且不能及时得到结果等,因此目前多采用测定尿 LH 来间接推断血 LH 峰时间。尿 LH 峰通常比血 LH 峰晚 3～6小时出现,少数超过 6～12 小时,其测定结果与血 LH 相似。目前尿 LH 峰多通过 LH 检测试纸来测定,其使用方法简单,可以在家里完成检测。

六、免疫性不孕的抗体检查

免疫性不孕主要通过多种抗体的检测来判断,最主要的抗体包括抗精子抗体、抗子宫内膜抗体、抗心磷脂抗体等。

(一)抗精子抗体

抗精子抗体(AsAb)是一个复杂的病理产物,男女均可产生,其确切原因尚未完全明了。男性的精子、精浆对女性来说皆属特异性抗原,接触到血液后,男女均可引起免疫反应,产生相应的抗体。

女性生殖道(特别是子宫体)内的巨噬细胞,在 AsAb 阳性时便把精子当做异物而大肆吞噬。正常情况下,女性的血液中是没有 AsAb 的,但在某些特殊情况下,女性机体会对进入体内的精子、精液进行"自卫",引起免疫系统产生 AsAb。而在男性,则能引起自身的免疫系统产生 AsAb,导致自相残杀,使精子难以生存。上述结果均可阻碍精子与卵子结合,最终导致不孕。

(二)抗子宫内膜抗体

抗子宫内膜抗体(EMAb)是子宫内膜异位症的标记抗体,在因子宫内膜异位症引起的不孕症患者中检出率为 52%～86%。EMAb 是以子宫内膜为靶细胞并引起一系列免疫反应的自身抗体,它的产生与异位子宫内膜的刺激及机体免疫内环境失衡有关。EMAb 可破坏子宫内膜的结构,导致子宫内膜发育不良,内膜和基底膜细胞结构改变,子宫内膜分泌功能障碍,从而阻碍孕卵的着床和胚胎的发育,引起不孕和流产。

(三)封闭抗体

在正常孕妇的血清中存在一种抗配偶淋巴细胞的特异性抗体,它可封闭母体淋巴细胞对胚胎的细胞毒作用,阻止母体免疫系统对胚胎的攻击。这类抗体称为封闭抗体。封闭抗体的监测对于不孕症患者和复发性流产患者来说具有重要意义。如对于复发性流产患者,可以进行相应封闭抗体的检查,如果阴性,可采用丈夫淋巴细胞主动免疫疗法;如转为阳性,则可计划受孕(包括监测排卵、促排卵、人工授精、试管婴儿等);如仍为阴性,则需继续注射治疗,直至转为阳性后再考虑受孕,妊娠后加强注射治疗3次。

综上所述,不孕症的检查可以简单归纳如下表所示。

不孕症的检查

就诊次数	检查项目	检查时间	检查目的或方法	检查前准备	费用
第一次就诊	妇科检查	除月经期外	排除生殖道畸形,观察宫颈黏液,行宫颈黏液和精子相容性试验	无特殊准备	十分便宜
第二次就诊	卵巢功能检查	储备功能检查:月经第1~3天	了解卵巢年龄及储备功能	无特殊准备	抽血检查激素,约250元
		排卵功能检查:月经中期	了解卵巢排卵功能	无特殊准备	B超检查,约60元;排卵试纸,10~30元
	子宫输卵管造影	月经干净7天以内,或者月经第12天以内	了解输卵管通畅与否,了解子宫是否有畸形或粘连	检查前需忌性生活	常规500~600元
	腹腔镜检查	月经干净7天以内	检查输卵管,同时具有疏通作用	需住院检查	约1万元
	宫腔镜检查	月经干净7天以内	检查宫腔情况,治疗宫腔粘连、宫腔息肉等	住院或者门诊	1000~5000元不等
	排卵功能检查	月经中期	进行B超动态卵泡监测、血孕酮水平测定、尿LH峰监测	无特殊准备	不同的项目有不同的收费标准
	免疫性不孕的抗体检查	无特殊时期	了解有无抗精子抗体、抗子宫内膜抗体、封闭抗体等	无特殊准备	不同的项目有不同的收费标准

(罗琼、丁国莲)

确定不孕的原因

通过上述的全面检查,80%的患者可以找到不孕的原因,但是仍然有20%的患者无法找到不孕的原因。这些无法解释的情况到底是怎么回事呢?是目前仍未知的某种免疫性不孕还是心理因素引起的不孕,或是一般检查方法无法检查出来的病变?

不孕原因的查找是一个相当复杂的过程,即使发现某种引起不孕的原因(比如输卵管病变),但也不一定是引起不孕的唯一原因,也许不孕妇女存在的月经周期不规律也是导致其长期不孕的原因,也许是其丈夫的精液情况不容乐观。因此,在寻找不孕原因的过程中,不能仅限于找到一种因素,而是要对该对夫妇的生育相关情况作一个全面的评估和判断。

针对引起不孕的常见原因,我们将从器质性原因和激素性原因两个方面进行阐述。前者是指不孕与生殖系统疾病有关(其中输卵管病变占据重要地位),后者则是指不孕与卵巢功能、下丘脑-垂体功能有关。

一、宫颈和子宫因素

♀

(一)宫颈因素

宫颈性不孕在女性不孕症中占有较高的比例,所有造成宫颈狭窄或者宫颈阻塞的因素、所有使宫颈黏液改变的因素都可能导致不孕的发生。

宫颈先天畸形、宫颈手术治疗(如宫颈电灼、宫颈冷刀锥切)、宫颈口息肉、宫颈粘连等,都能使宫颈处于关闭状态,从而引起精子通过困难。引起宫颈黏液改变的因素包括宫颈手术破坏宫颈腺体、雌激素分泌不足导致宫颈黏液分泌过少、慢性炎症导致宫颈黏液混浊、宫颈黏液中存在抗精子抗体等。

(二)子宫因素

子宫异常通常可造成反复流产或者分娩并发症,而不是引起不孕症的主要因素。大部分子宫畸形仍可以完成妊娠过程,包括不全纵隔子宫、单角子宫等。子宫粘连严重的会妨碍妊娠,需要手术治疗。宫腔粘连多见于有宫腔操作史(人流手术、宫腔息肉摘除术等),且伴有术后月经量减少甚至闭经的情况,或既往有盆腔结核病史的患者。

二、输卵管因素

输卵管疾病引起的不孕在女性不孕症中约占1/3。输卵管是一条柔软的管道，不管是远端（远离子宫的一端）还是近端（与子宫相连的一端）发生阻塞，均不能正常行使拾卵以及运送受精卵的功能。但是，只要两侧输卵管中的一侧功能良好，仍然是有妊娠机会的，前提是该侧卵巢排卵功能正常。

造成输卵管阻塞最常见的原因就是输卵管感染，也叫输卵管炎。输卵管感染是性传播疾病的直接后果，也可继发于人工流产或者放置宫内节育器。输卵管炎通常呈隐匿性表现，完全不被患者察觉，患者多无自觉症状，因此可能延误最佳治疗时机。

另外，盆腔感染或者盆腔手术可能导致盆腔的炎症反应，在输卵管周围形成粘连。直视下观察粘连类似于或厚或薄的膜状物质，或紧紧裹住器官，或使器官贴着器官，从而失去活动能力。对于输卵管来说，粘连可限制其伞端的正常拾卵功能而导致不孕。

子宫输卵管造影是了解输卵管通畅性，并确定其阻塞部位的最直观的检查方法。腹腔镜检查是诊断输卵管阻塞的金标准，但是由于该检查具有一定的创伤性，通常是在其他检查确定输卵管有病变并需要治疗的基础上才进行。

输卵管阻塞的解决方法需要根据情况而定，如果阻塞部位在输卵管远端（伞端），输卵管病变不严重，可以考虑进行手术整形疏通；如果阻塞部位位于近端（峡部、壶腹部以及角部），疏通概率低，则建议采用试管婴儿助孕，即体外受精-胚胎移植术。

三、卵巢因素

卵巢是女性最重要的内分泌器官，如果卵巢停止工作，妊娠将成为不可能完成的任务。当卵巢不再工作时，没有排卵发生，宫颈不分泌黏液，子宫内膜不再生长，月经停止。

卵巢功能检查包括卵巢储备功能检查以及排卵功能检查，主要是性激素测定，其中包括卵巢分泌的激素（雌激素、孕激素、雄激素等）和垂体分泌的激素（卵泡刺激素、黄体生成素等）。另外，通过B超可以观察卵巢的形态，以及是否有囊肿、是否有卵泡发育及排卵等。腹腔镜检查可以直观地看到卵巢。基础体温曲线可以帮助判断卵巢的排卵功能和黄体功能。对于卵巢过早停止工作的年轻女性需要进行染色体检查,排除先天性或者遗传性异常。

有些卵巢因素可能造成永久性不孕,以特纳综合征为代表。这是一种染色体异常疾病,缺少一条性染色体 X,正常女性的染色体为46,XX,而该类患者的染色体为45,XO。

卵巢接受手术、放疗、化疗后也可能影响卵巢功能,导致停止排卵。这种损伤引起的卵巢功能障碍无法通过某些手段使卵巢恢复工作。对于这类患者,妊娠变得不可能,只能通过激素替代治疗维持骨质不变疏松,维持泌尿道、生殖道黏膜的营养,维持月经。

还有一个罕见的疾病——女性化睾丸综合征。这些患者外观上是一个女性,但在遗传学上是一个男性。

其他造成不孕的卵巢因素大多是可以治疗的,其中最常见的就是多囊卵巢综合征。多囊卵巢综合征是一种全身性的终身性疾病。罹患这种疾病的女性大多肥胖,月经周期不规律,月经间隔时间长,毛发多,有痤疮,但也有部分患者无典型表现。B超检查可见卵巢呈多囊改变,性激素测定可有雄激素水平升高。这些患者不孕的主要原因是排卵功能障碍,可以用激素调节其内分泌功能,并进行促排卵治疗,以解决其生育问题。

但是在患者完成生育后疾病可能长期存在,后续治疗依然重要。由于患者长期不排卵,雌激素对子宫内膜作用后没有相应的孕激素进行后续作用,导致子宫内膜增生过度,容易发生子宫内膜癌变,因此定期给予孕激素转化子宫内膜的后续治疗是关键的。另外,这类患者多存在糖脂代谢异常,严重时可能发生 2 型糖尿病,因此监测糖脂代谢情况,早期进行干预也是后续治疗的重点。

另外,卵巢子宫内膜异位症也可能影响生育,卵巢结核通过对卵巢皮质的破坏也会影响生育。

四、垂体和下丘脑方面的因素

垂体是位于下丘脑下方的一个腺体,对全身内分泌器官的功能具有重要的调节作用。除了卵巢外,它还调节甲状腺和肾上腺的分泌。它主要分泌卵泡刺激素、黄体生成素和泌乳素。

对垂体的检查主要包括测定血中上述三个激素的水平以及影像学检查。最主要的影像学检查是利用磁共振(MRI)检查蝶鞍部位(容纳垂体的脑内的一个小窝)。垂体功能异常最常见的是泌乳素分泌过多,干扰正常月经周期和排卵。泌乳素分泌过多可能是由于服用某种药物引起，停药即可恢复正常。另外，乳腺瘤也可能引起泌乳素分泌过多，可以通过手术摘除来解除病因。

下丘脑位于大脑下方，从某种意义上说，它是整个内分泌系统的统帅。它一方面接受来自大脑的信息，另一方面向垂体发放指令，调节内分泌系统的分泌功能。一旦下丘脑出了问题，整个内分泌系统都将停止工作。下丘脑同时又是人类的情感中心，严重精神创伤引起的闭经和不排卵正是通过下丘脑发挥作用的。另外，体重的急剧改变也是引起下丘脑功能障碍的重要原因，比如过度减肥引起的不孕。

♀ 五、心理因素

对于每一个急切盼望受孕的女性来说，很难接受自己不孕的原因是由于心理因素引起的。但是不可否认，心理因素引起的不孕已经越来越多。据有关专家统计，目前心理因素引起的不孕已占到女性不孕症的10%。其原因很复杂，与女性早年的生活经历、家庭环境以及家庭关系有密切的关系。

女性内心强烈的情感冲突，包括对生育本能的排斥、不想做母亲的心理、对婚姻生活的恐惧、对孩子下意识的排斥、担心自己不能给孩子应有的照顾和教育、对丈夫或者家庭生活不满、对家庭其他成员尤其是长辈对生育孩子给予的压力等等，这种潜在的对怀孕的排斥心理与她们意识中对怀孕的强烈愿望产生了巨大的冲突，这种冲突可能导致激素分泌紊乱、排卵障碍，甚至引起输卵管痉挛、宫颈黏液分泌异常，从而导致不孕的发生。这可以解释很多夫妇的不孕情况，也可以解释当心理压力释放、决定不再接受治疗时妊娠不期而至的情况。

（罗琼、徐键）

进入治疗阶段

一、多囊卵巢综合征

（一）多囊卵巢综合征的表现

正常的女性在经过青春期之后的1～2年应建立起规律的月经周期，如果初潮数年后仍没有规律的月经周期甚至出现继发性闭经——每次月经都需要使用黄体酮才能来潮，伴随着身上的体毛增多、体重增加，就需要到妇产科专科医生处就诊，看看你是否得了一种叫做"多囊卵巢综合征"的毛病。

多囊卵巢综合征（PCOS）是一种以月经稀发或闭经、肥胖、多毛、胰岛素抵抗、卵巢增大或呈多囊样改变等为临床表现的疾病。在生育年龄妇女中，PCOS的发病率为4%～12%，占继发性闭经患者的30%，是妇女最常见的生殖内分泌疾病，多于围青春期出现症状。世界上目前多采用2003年鹿特丹诊断标准：①稀发排卵或无排卵；②临床症状和（或）生化指标显示雄激素过多；③卵巢多囊样变。符合以上三条中的两条，并排除先天性肾上腺皮质增生症、分泌雄激素的肿瘤和库欣综合征等疾病，即可诊断为多囊卵巢综合征。

研究表明，多囊卵巢综合征有一定的遗传倾向性，如果母亲或姐妹中有月经不规则病史，罹患多囊卵巢综合征的概率就会增高。

（二）多囊卵巢综合征对生育的影响

正常情况下，在下丘脑-垂体-卵巢轴以及全身代谢的精密调控下，每个月经周期卵巢只产生一个优势卵泡，而其他非优势卵泡则在竞争中被淘汰，待优势卵泡成熟后就排出一个优质的卵细胞，卵细胞与精子相遇结合后成为一个新生命的起始，这样就成功孕育了下一代。

多囊卵巢综合征患者因为下丘脑-垂体对卵巢的指挥失当以及代谢紊乱，引起激素分泌紊乱，每个月经周期同步发育的卵泡数增多，数个卵泡的发育势均力敌，没有优势卵泡产生，在B超上可表现为卵巢呈囊性增大，看不见优势卵泡，卵巢上多个小卵泡围成一圈，乍一看像一串珍珠项链，故常常会产生排卵障碍。由于排卵障碍，使得体内雌、孕激素分泌失衡，月经周期中子宫内膜不能正常地生长和剥脱，从而导致了月经稀发或闭经。

普通卵巢

多囊卵巢

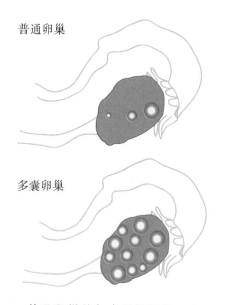

■ 普通卵巢的每个月经周期只有几个卵泡被挑选出来进入发育周期，最后通过竞争，有一个卵泡胜出，发育成熟并排卵；多囊卵巢的每个月经周期都有超过正常数量的卵泡进入发育周期，它们互相竞争，均衡发育，最终谁都不能发育为成熟卵泡而排卵

无排卵则无法怀孕，而排卵稀发则使得受孕的概率降低，但只要有一次排卵，并且能在适当的时候让排出的卵子和精子相遇，患者就能成功怀孕。故并非每一个多囊卵巢综合征患者都会不孕，只是其受孕率比正常女性要低。

由于体内雄激素增高、胰岛素抵抗等原因，多囊卵巢综合征患者自然

流产发生率较高。据报道，40%的多囊卵巢综合征患者首次妊娠以流产告终。故总体来说，多囊卵巢综合征会使自然妊娠率降低。

医生的建议：因为多囊卵巢综合征患者并非绝对不孕，故如果发现自己患了多囊卵巢综合征，无须特别紧张，如有备孕计划，按部就班进行试孕；如果成功怀孕，则需早期至妇产科专科医生处就诊，以免发生不必要的流产等意外。

（三）多囊卵巢综合征患者的备孕方法

多囊卵巢综合征患者如果准备怀孕，最好能监测基础体温，有条件者可到医院监测排卵，选择在排卵期同房，早期发现怀孕，早期到医院咨询医生下一步的治疗方案，以减少流产率。

如果数个周期的基础体温提示单相或者排卵监测从未发现排卵，则应及早至不孕不育专科就诊，这时医生会根据你的具体情况，为你量身定做一套治疗方案。

1. **降低体重** 对于肥胖的PCOS患者来说，低热量饮食加运动减肥是首选的治疗方法。肥胖不但干扰卵巢功能，也是糖尿病、心血管疾病、子宫内膜癌的高危因素。研究表明，体重下降

5%～10%，即可缓解高胰岛素血症和高雄激素血症，改善月经、排卵甚至妊娠。如单纯改变生活方式无法减轻体重，也可使用药物减肥，噻唑烷二酮类、双胍类、糖苷酶抑制剂等胰岛素增敏剂不但可以减轻体重，还可以改善体内胰岛素抵抗情况。

2. 调整月经周期，预防子宫内膜增生过度及子宫内膜癌 使用口服避孕药或月经后半周期使用孕激素，使子宫内膜发生规律性剥脱。有些患者使用口服避孕药数个周期后，不但改善了体内高雄激素的情况，而且在停药后的几个周期能短暂地恢复排卵，可趁此机会怀孕。

3. 促进生育 经过生活方式调整、药物调整月经周期治疗后，如果患者仍无法成功怀孕，专科医生会根据个人的具体情况拟定个体化的治疗方案——促排卵、人工授精，甚至试管婴儿，最终达到成功妊娠。

（四）多囊卵巢综合征的后续治疗

多囊卵巢综合征除了能对生育造成影响外，对健康也有着重大的影响。研究表明，多囊卵巢综合征患者发生子宫内膜癌、乳腺癌、卵巢癌的风险增高，发生糖尿病、血脂异常、心血管疾病等内科疾病的风险也高于正常妇女。多囊卵巢综合征是一个涉及多个系统的全身性疾病，又是一个终身性疾病，需终身治疗，故不能因为已经完成了生育使命就认为疾病已经治愈或者任其发展而不再去积极治疗。因此，多囊卵巢综合征患者完成生育后仍然要坚持生活方式的改善，提倡少吃多运动，关注子宫内膜的剥脱情况，预防各类代谢性疾病和妇科肿瘤的发生发展。

二、卵巢早衰

卵巢是女性区别于男性的重要性腺器官，其主要功能为产生卵子并排卵和分泌女性激素。从胚胎期开始卵泡即已自主发育和闭锁，胚胎16～20周体内生殖细胞数目达到最高，两侧卵巢共含600万～700万个（其中1/3为卵原细胞，2/3为初级卵母细胞），之后卵泡不断闭锁，出生时约剩200万个。儿童期多数卵泡退化，至青春期只剩下约30万个初级卵母细胞。从青春期开始，卵巢在下丘脑-垂体的指挥下，卵泡周而复始地不断发育、成熟直至绝经前。

卵巢功能开始衰退至最后一次月经的时期称为绝经过渡期，此期卵巢功能逐渐衰退，卵泡不能发育成熟及排卵，最终卵巢内卵泡自然耗竭，对下丘脑-垂体的指挥置若罔闻，导致卵巢功能衰竭，月经永久性停止，称绝经。中国妇女平均绝经年龄在50岁左右。

（一）卵巢早衰的表现

卵巢早衰是指卵巢功能过早衰退，临床上主要表现为40岁以前出现经期缩短、经量减少，渐渐发展为月经稀发、闭经，也可表现为突然闭经。据观察，卵巢功能衰竭（绝经）前10年出现生育力减退，甚至不孕。由于雌激素水平降低，可出现血管舒缩障碍和精神神经症状，如潮热、出汗、情绪改变、失眠、记忆力减退、抑郁、烦躁、生殖器官萎缩等围绝经期症状。有的患者同时合并自身免疫性疾病，如桥本甲状腺炎、系统性红斑狼疮等。近年来，卵巢早衰的发病出现年轻化的趋势，有些女孩初潮后没多久就闭经，经过检查发现为卵巢早衰。

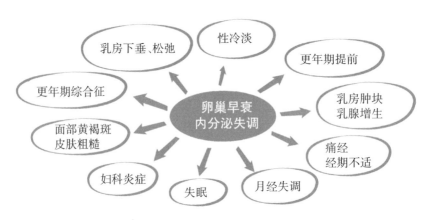

乳房下垂、松弛　性冷淡　更年期提前　更年期综合征　乳房肿块乳腺增生　面部黄褐斑皮肤粗糙　卵巢早衰内分泌失调　痛经经期不适　妇科炎症　失眠　月经失调

■ 卵巢早衰的临床表现是多方面的

卵巢早衰的病因迄今仍然不清楚，有研究表明可能与放射性损伤、化疗药物作用、病毒感染、染色体突变、免疫功能失调等有关。这些因素通过各种途径使得卵巢的卵细胞数量减少或闭锁加速，最终使卵巢提早进入衰退状态。

（二）卵巢早衰对生育的影响

卵巢早衰患者比正常妇女提前进入围绝经期，意味着她这一生中的排卵任务已经提前结束，她的生育生命已经终止。卵母细胞的减少或耗竭使得排卵稀发或不排卵，此时即使精子数量再多，精子再怎么"翻山越岭"寻找卵子,也会因为卵子"芳踪难觅"而导致不孕或不孕概率增加。

医生的建议:卵巢早衰是妇科领域难以治疗的疾病之一,就像人类不能返老还童一样,卵巢一旦提早进入了衰退期,就再也无法令它返回到原来的状态,故治疗上不可能根治,只能对症治疗。

对于有生育要求的年轻妇女,发现卵巢功能减退,如果未绝经,应积极到不孕专科医生处就诊,短期内行促排卵、人工授精甚至试管婴儿技术助孕,但总妊娠率低,是世界性难题。如果已经绝经,需尽快采用卵泡复苏法,即使用大剂量雌、孕激素或口服避孕药下调 FSH,停药后可有 5%出现排卵或自然妊娠。上述方法的疗效随绝经时间延长而减弱。如果已经绝经或卵泡复苏法无效,则只能依靠赠卵受孕。

对于没有生育要求的患者,治疗目的主要是为了提高生活质量,使患者平稳地度过围绝经期。一般使用小剂量的雌、孕激素序贯疗法,以减轻血管舒缩症状,延缓生殖器官萎缩,预防骨质疏松、心血管疾病的发生。对于合并自身免疫性疾病的患者,需至内科进行系统治疗,待自身免疫性疾病

控制稳定后,可能会对卵巢早衰有一定的恢复作用。

三、子宫内膜异位症

(一)子宫内膜异位症的表现

子宫内膜异位症简称内异症,是指子宫内膜组织出现在子宫腔被覆内膜及子宫肌层以外的部位并生长、浸润。"出逃"的子宫内膜和正常部位的子宫内膜一样,在卵巢分泌的激素的作用下,周期性增生、脱落,只是不能像正常月经一样经阴道排出体外,而是在病灶局部反复出血,进而形成盆腔粘连、包块、结节等。

子宫内膜异位症最常发生在卵巢接近输卵管伞口的位置,这是"出逃"的子宫内膜组织最容易到达的部位。此外,还可以通过输卵管顺利地落入盆腔,并在直肠、子宫外层"安营扎寨"。如果子宫内膜层有损伤,子宫内膜组织还会轻松地进入子宫肌层,导致子宫腺肌病。子宫腺肌病最典型的表现是痛经,常呈进行性加重,在月经开始前 1~2 天出现,月经第 1 天最剧烈,以后逐渐减轻并持续至整个月经周期。

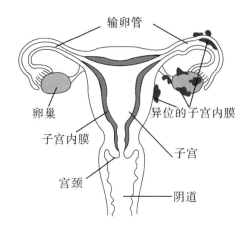

输卵管

异位的子宫内膜

卵巢

子宫内膜

子宫

宫颈

阴道

■ "出逃"的子宫内膜通常可以在输卵管、卵巢、盆腔等位置"安营扎寨"（图中的小黑点就是异位的子宫内膜）

子宫内膜异位症的早期症状并不明显，有的甚至很难察觉。美国有研究表明，在确诊子宫内膜异位症之前，患者常常已经忍受了长达10年的慢性疼痛。除此之外，约15%的子宫腺肌病患者有月经失调，另外约70%的患者有月经量增多、经期延长及痛经进行性加重的表现，亦可表现为慢性盆腔痛、性交痛。突发性的恶心、呕吐、肛门坠胀等通常是子宫内膜异位症导致的巨大囊肿破裂时的表现。医生通过妇科检查、B超、血肿瘤标记物CA125、MRI及腹腔镜等检查可作出诊断。目前公认腹腔镜检查是子宫内膜异位症诊断的金标准。

（二）子宫内膜异位症对生育的影响

子宫内膜异位症是不孕的独立因素，患者的不孕率可高达40%。临床症状的轻重与病变的程度可以不成正比，不少患者有轻微的内异症就可合并不孕症。子宫内膜异位症对女性生殖系统多个环节的微环境都可能造成破坏，因此不利于怀孕。

1. **盆腔解剖结构异常** 子宫内膜在盆腔内的广泛种植导致子宫后倾固定，而子宫后倾本身就减少了受孕的机会；"出逃"的子宫内膜如果"流落"到输卵管壁上，就会造成输卵管僵硬和粘连，导致受精卵运输障碍，使受精卵不能顺利地到达子宫内着床，只好在输卵管里安家，这就在客观上增加了异位妊娠（即宫外孕）的概率。

2. **对卵泡生成的影响** 内异症可伴有各种卵巢功能异常，如卵泡发育异常、无排卵、高泌乳素血症、黄体功能不全、未破裂卵泡黄素化综合征（LUFS）等，其中因内异症导致卵巢周围粘连包裹引起的机械性LUFS发生率高达18%～79%。

3. **对受精的影响** 内异症使精卵相遇结构的有效性降低，进而影响胚胎形成的第一步——卵子与精子的相遇。

4. 对免疫炎性反应的影响 有研究将内异症患者的腹腔冲洗液培养胚胎,发现胚胎发育迟缓甚至停滞。内异症分泌的细胞因子,特别是白细胞介素,认为可能对受精、卵细胞分裂等生殖过程有阻碍作用。

另外,内异症患者常有前列腺素(PG)水平升高。PG 是卵母细胞从排卵前卵泡中排出的中介因素,PG 水平过高会干扰排卵前卵泡释放卵母细胞的时间,或可能以某种方式使卵泡脱敏,干扰了卵母细胞的释放;升高的 PG 还会影响输卵管的活动力和卵子的运输,可使输卵管蠕动增加及节律异常,影响孕卵的运行,导致孕卵发育与宫腔子宫内膜的蜕膜变化不同步,从而影响孕卵的着床。

(三)子宫内膜异位症的治疗

内异症需根据患者的年龄,症状的严重性,病变的范围、部位及形态等制定综合性的个体化治疗方案。治疗原则是以手术为主,药物为重要的辅助治疗。手术以清除盆腔病灶为主,腹腔镜手术是首选的术式。对于术后妊娠情况,目前缺乏大样本的统计资料,有研究回顾分析 107 例经腹腔镜诊断的子宫内膜异位症合并不孕病例,术后随访 1～11 年,其中有 67 例经试管婴儿受孕;术后自然受孕率为 37.4%;术后 6 个月自然受孕率为 23.2%,6 个月后妊娠率下降。

子宫内膜异位症术后容易复发,采用抑制卵巢功能的药物治疗可推迟复发。治疗子宫内膜异位症的药物种类较多,对疼痛的疗效接近,但不良反应不同,药物价格差别较大。首选促性腺激素释放激素激动剂(GnRHa),可通过抑制垂体分泌 FSH、LH 而使卵巢处于静息状态,从而减少内异症的复发。GnRHa 的副作用主要是雌激素降低(治疗子宫内膜异位症所必需)导致的闭经及类似围绝经期综合征的表现,停药后可恢复,亦可以通过反添加雌激素缓解。其治疗费用每月约需 2000 元,属医保范畴。

医生的建议:关于内异性不孕症,根据手术对内异症的分期,生殖专科医生将给出后续生育方式建议。Ⅲ期以上内异症患者可考虑助孕。助孕技术包括 B 超监测卵泡指导同房、促排卵＋人工授精及体外受精-胚胎移植等,具体方案的选择需根据患者年龄、疾病程度、不孕年限及输卵管是否通畅等决定。

四、宫腔粘连

(一) 宫腔粘连的病因

宫腔粘连又称 Asherman 综合征,是指由于子宫内膜损伤导致宫腔部分或全部闭塞,可导致月经过少、闭经和不孕。任何引起子宫内膜破坏的因素都可引起宫腔粘连,常见于人工流产术、难免流产刮宫术以及产后刮宫术后,产褥期合并感染,多次刮宫患者更容易发生宫腔粘连。

(二) 宫腔粘连对生育的影响

宫腔表面被覆黏膜(即子宫内膜)是胚胎种植、生长发育的土壤。胚胎种植前在雌、孕激素的作用下,子宫内膜变得厚实、柔软,上面布满了要与胚胎直接接触的血管,以迎接胚胎的到来。如果发生了宫腔粘连,胚胎就会像盐碱地上的种子一样难以萌芽。

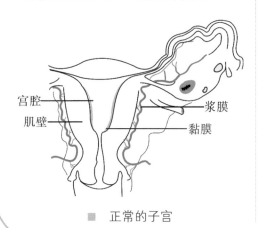

宫腔
肌壁
浆膜
黏膜

■ 正常的子宫

(三) 宫腔粘连的治疗

对于有生育要求的宫腔粘连患者,需要宫腔镜手术治疗。宫腔镜不仅可以准确诊断宫腔粘连,还能明确粘连的范围、部位、性质,并可以同时在直视下行电切割。有针对性地分离或切除宫腔粘连,是目前治疗宫腔粘连的标准方法。

令人头痛的是术后再粘连的问题,中度粘连复发率约为 20%,重度粘连复发率为 50%~60%,需再次手术治疗。目前多采用术后放置避孕环、防粘连物质(如透明质酸钠、几丁糖)和应用大剂量雌激素周期治疗来防止术后新的粘连形成并促进内膜修复,一般需用 3 个月,并于 3 个月后取环。术后疗效与子宫内膜基底层的损伤范围及损伤程度有直接关系,但是只要基底层内膜尚未完全破坏,并对雌、孕激素周期治疗有反应,就存在恢复子宫内膜功能的希望。总体上,治疗后的妊娠率可达 50%~60%。

医生的建议:事实上,宫腔粘连是可以预防的:①做好避孕,减少人工流产及引产次数;②人工流产及清宫术前治疗炎症,术中注意无菌操作,防止过度吸刮及宫颈管创伤,术后预防感染;③对于宫腔粘连高危人群,术后予以人工周期治疗可以降低宫腔粘连的风险。

五、子宫内膜息肉

（一）子宫内膜息肉的表现

子宫内膜息肉属于慢性子宫内膜炎，是指由炎性子宫内膜局部血管及结缔组织增生而形成的局部突起病灶，常突入宫腔内，多有蒂，大小和数目不等。其主要表现为月经过多、经期延长、经间期出血、不孕及流产等，也可没有任何症状，在常规检查时发现。B超、子宫输卵管造影及宫腔镜检查是诊断子宫内膜息肉常用的有效方法，检查的最佳时机在月经干净1周内。

（二）子宫内膜息肉对生育的影响

因息肉充满宫腔，妨碍精子和孕卵的存留及着床，妨碍胎盘形成和胚胎发育，同时感染可导致输卵管卵巢炎以及宫腔内环境改变，所以引起不孕。

医生的建议：积极有效地治疗子宫内膜炎可以预防子宫内膜息肉的发生。较小的子宫内膜息肉一般无须治疗，也不影响妊娠；有症状的子宫内膜息肉或合并不孕者首选宫腔镜手术治疗，行宫腔镜直视下电切割切除息肉。手术时机宜在月经干净1周内。子宫内膜息肉尤其是多发性息肉术后容易复发。

六、生殖系统炎症

生殖系统炎症是女性常见的疾病，包括外阴炎、阴道炎、宫颈炎、盆腔炎等。引起炎症的微生物包括细菌、病毒、真菌及原虫。女性生殖系统炎症不但会给自己的生活带来困扰，而且能够在一定程度上对生育造成不良影响。

虽然女性的阴道口离有大量病菌的肛门很近，且外阴、阴道内也存在大量的细菌、病毒，但在正常情况下并不引起生殖系统炎症，这是因为女性生殖系统有其自然的防御能力。下面我们来看看各道防线是怎样发挥作用的。

第一防线——外阴：外阴的皮肤抵御感染的能力较强，两侧大阴唇自然合拢，保护着阴道口免受外界微生物的污染。

第二防线——阴道：正常情况下阴道前后壁紧贴，以减少外界微生物的侵入；雌激素使阴道上皮增生变厚并富含糖原，增加对微生物的抵抗力；乳酸杆菌使糖原分解为乳酸，使阴道维持酸性环境，抑制其他微生物生长；阴道分泌物及黏膜有一些免疫因子也能发挥抵御微生物的作用。

第三防线——宫颈：宫颈内口紧闭，宫颈黏液形成的胶冻状黏液栓阻断了微生物的通路；黏液栓里还含有溶菌酶等物质，具有杀菌作用。

第四防线——子宫内膜：每次月经时子宫内膜的剥落是消除宫腔感染的好机会，且子宫内膜还分泌溶菌酶等物质，以清除进入宫腔的微生物。

第五防线——输卵管：输卵管纤毛向宫腔的定向摆动及输卵管蠕动，在一定程度上阻止了微生物的入侵；输卵管也能分泌溶菌酶等物质，以清除进入的微生物。

第六防线——局部免疫系统：生殖道局部聚集的淋巴细胞发挥着重要的抗感染作用。

当以上防线被一一突破，或机体免疫力下降，内源性菌群失调或外源性微生物入侵时，即可导致生殖系统炎症的发生。

下面我们来具体讲讲各个部位的炎症对生育的影响：

（一）外阴炎

外阴炎分为急性外阴炎和慢性外阴炎。急性外阴炎患者先感到外阴不适，继而发生瘙痒及疼痛，或有灼热感，同时可出现外阴部位（包括大、小阴唇，阴蒂）皮肤及黏膜有不同程度的肿胀充血，严重时还会导致糜烂、溃疡，或出现大片湿疹等，并伴有排尿痛、性交痛。另外，外阴部位出现毛囊炎时，也可因脓肿的发生而使外阴高度肿胀及疼痛，进而形成疖肿。慢性外阴炎主要表现为外阴瘙痒，皮肤增厚、粗糙、皲裂，也可以伴有排尿痛或性交痛。

医生的建议：仅有外阴发红可能因外伤或过敏造成，如使用刺激性的肥皂、除味剂、内裤、防护垫等，这些原因有时容易辨别，有时则很困难。如同时发生出血，则意味着上生殖道感染的可能。外阴炎只要不再逆向上行感染，一般不会对生育造成影响。平时需注意卫生，穿纯棉内裤并经常更换，保持外阴清洁干燥。炎症发作时使用外用药水坐浴或抗菌消炎药物外用即可。

（二）前庭大腺炎

前庭大腺炎表现为局部疼痛，有时一侧剧痛，阴道下 1/3 处水肿，触摸时有硬球的感觉，很疼，可导致行走不便甚至大小便困难。检查见局部皮肤红肿、发热，压痛明显。

医生的建议：前庭大腺炎急性发作时应该卧床休息，保持局部清洁，并选用敏感的抗生素。如脓肿形成，则行切开引流并造口。前庭大腺炎反复发作可能出现前庭大腺囊肿,小的囊肿患者无特殊感觉;大的可能出现性交困难,从而影响正常受孕,此时应行造口术。

(三)阴道炎

阴道壁发炎多数情况是由于感染引起的,也可由于异物反应、过敏、激素减少(多见于老年妇女)导致。其具体表现为分泌物异常、量多、较黏稠,呈白色或其他颜色;阴道有灼伤的感觉;外阴或阴道内瘙痒;性交时剧痛。

医生的建议:引起阴道炎的微生物有多种,主要有各种细菌、念珠菌(通俗来讲就是霉菌)、滴虫等。如果出现上述情况,应至医院就诊,医生会取一些阴道分泌物进行化验,找出引起阴道炎的病因,并对症下药。用药后需再次化验阴道分泌物,医生会根据情况评估药物的疗效,以及是否需要继续治疗。

阴道炎如不治疗,对生育存在一定程度的影响。一方面阴道炎发作时性生活感觉不适,会拒绝性生活;另一方面阴道炎通过改变局部内环境影响精子的活动力和穿透力,减少进入宫腔的精子数,从而影响受孕的概率。一般情况下,阴道炎经过及时有效的治疗,多不影响生育。

(四)宫颈炎

大部分宫颈炎患者无症状,有症状的患者可表现为阴道分泌物增多,呈黏液脓性,阴道分泌物刺激可引起外阴瘙痒及灼热感,还可出现经间期出血、性交后出血等。妇科检查时可见宫颈充血、水肿、有黏液脓性分泌物附着、质脆、易出血。

医生的建议:宫颈炎会对不孕造成一定的影响,因为宫颈管是精子进入宫腔,游至输卵管的必经之路,它对精子进行筛选,优胜劣汰。正常情况下宫颈黏液呈弱碱性,精液也呈弱碱性,宫颈黏液为精子的生存、活动创造了条件。如果发生宫颈炎,宫颈黏液的性状、酸碱性都将发生改变,不利于精子生存,炎症细胞将消耗精子的能量,缩短精子的寿命,甚至直接吞噬精子,从而使卵子受精的机会大大下降。发现宫颈炎需要抗生素治疗,建议患者至医院就诊,医生会行宫颈分泌物的病原体检查,并对症下药。

(五)盆腔炎性疾病

盆腔炎性疾病是指女性上生殖道及其周围组织的一组感染性疾病,包括子宫内膜炎、输卵管炎、输卵管卵巢炎、盆腔腹膜炎。炎症可局限于一个部位,也可同时累及多个部位,最常见的是输卵管炎。临床表现因炎症程度及范围大小而不同，常见为下腹痛、发热、阴道分泌物增多。若病情严重，可出现寒战、发热等症状。月经期发病可有经量增多、经期延长等。若合并腹膜炎，可出现消化系统症状，如恶心呕吐、腹胀腹泻等。若有脓肿形成，可有下腹包块和局部压迫刺激症状，如在子宫前方可出现尿频、尿急、尿痛等膀胱刺激症状；在子宫后方可有腹泻、里急后重、排便不尽感等直肠刺激症状。有时此病症状不典型，诊断比较困难，但后果十分严重，如不及时治疗，将造成严重的后遗症，如不孕、慢性盆腔疼痛等。

导致盆腔炎性疾病的原因包括：①性卫生不良。见于经期性交、不洁性生活、性伴侣有性传播疾病者。②下生殖道感染。有些病菌不能通过宫颈，如滴虫、真菌；某些病菌则能逆行感染至盆腔，如淋球菌、衣原体、一般细菌，从而引起盆腔炎性疾病。③宫腔手术操作。如人工流产、输卵管通液、子宫输卵管造影、宫腔镜检查等，由于手术可引起生殖道黏膜损伤、出血、坏死，局部抵抗力下降，导致生殖道内源性的病原体上行感染。④邻近器官炎症直接蔓延。如阑尾炎、腹膜炎等蔓延至盆腔。

医生的建议： 因此类炎症后果严重，故需针对病因积极预防，讲究个人

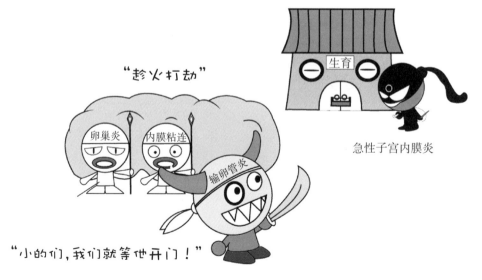

急性子宫内膜炎

■ 盆腔炎性疾病有时是局部的，有时可以累及多个部位。当多个部位同时发生炎症时，对女性生育能力的破坏性是不可估量的，往往会导致不孕

卫生,积极治疗生殖道感染,尽量减少宫腔操作,且宫腔操作后需按规定至医院复查,尽早发现盆腔炎性疾病,并早期治疗。盆腔炎急性发作一般经有效抗生素的治疗多可完全恢复;如果盆腔炎反复发作、迁延形成慢性盆腔炎,可能对生育产生不良影响。其原因可能为:①病原体呈现的抗原作用可激活机体的细胞及体液免疫反应,产生大量的细胞因子、炎性细胞,杀灭并吞噬精子;②免疫抗体可通过干扰正常胚胎和内膜间的组织相容性而影响受精卵着床、胎盘植入、胚胎发育;③炎症导致输卵管粘连扭曲、伞端拾卵功能丧失、输卵管蠕动功能丧失,使异位妊娠和不孕概率增加;④严重的感染也可通过破坏子宫内膜的完整性和功能而导致不孕。

据统计,急性盆腔炎后不孕的发生率为20%～30%,而不孕的发生率与发作次数有关,第一次盆腔炎发作危险为8%～13%,后面呈线性增长。另外,盆腔炎患者的异位妊娠发生率是正常妇女的8～10倍,异位妊娠的发生率也与盆腔炎的发作次数有关,第一、二、三次盆腔炎发作后异位妊娠的发生率分别为6%、12%、22%。如果盆腔炎性疾病未得到及时正确的治疗,

可能会发生一系列后遗症。如果因此而多年未孕,可至专科医生处就诊,通过手术(目前有微创的腹腔镜手术)对盆腔生殖器官进行整形、分离粘连、去除炎性附着物、恢复盆腔内环境。根据手术医生的建议进行术后短期试孕,如试孕不成功,则可能需要试管婴儿来助孕了。

七、生殖道畸形

女性生殖器官包括外生殖器和内生殖器。外生殖器是指生殖器官的外露部分,又称外阴;内生殖器包括阴道、子宫、输卵管、卵巢。每个内生殖器结构和功能的健全对成功怀上宝宝都是至关重要的,其中阴道是性交器官,是月经排出、胎儿娩出的通道;子宫是孕育宝宝健康成长的场所;输卵管是把精子和卵子的结合物输送到子宫的通道;卵巢能提供卵子,并且为宝宝的健康成长提供必要的激素。

下面我们来讲讲宝宝还在妈妈肚子里的时候,生殖器官是怎样形成的。

在胚胎发育过程中,腹腔内有左右两条叫做"副中肾管"的东西,它们伴随着胚胎的不断成长、不断发育,成为胚胎的生殖器官。其中,头段衍化为输卵管;中段及尾段在中线两端融合

后,衍化为子宫及阴道上段;最尾端与尿生殖窦相接连而形成阴道下段。

如果胚胎有性染色体异常或胚胎在发育过程中出现发育停滞或发育异常,可造成各种生殖道畸形。较常见的女性生殖道畸形有以下几种:

(一)正常管道闭锁或受阻

这类情况从外到内包括处女膜闭锁、阴道闭锁、阴道横隔或纵隔或斜隔闭锁、宫颈闭锁。由于这类生殖道畸形常常会影响性生活,也影响了精子顺利通过生殖道与卵子相遇,故会造成不孕。如果闭锁影响到月经血的顺利排出,会有周期性下腹痛的典型症状。如果不及时处理,月经血会积聚在阴道、子宫甚至逆流至盆腔,引起输卵管粘连、盆腔炎、子宫内膜异位症,这些都会对正常妊娠产生不利的影响。

医生的建议:如果发现初潮时间比其他女孩子明显晚很多并且有典型的周期性下腹痛等情况,需及时至专科医院就诊。如果被确诊有以上畸形存在,请不要惊慌,医生会对你进行进一步的检查。如果你的卵巢、输卵管、子宫都发育正常,那么只需要做一些手术,把闭锁或受阻的管道打通,今后就可以像正常女孩子一样享受性生活,并且正常怀孕了。如果你同时有卵

巢、输卵管、子宫方面的发育异常,那么治疗起来就会比较麻烦,这些治疗只是为了让你能够像正常女孩子一样生活,而不能使你怀孕。

(二)副中肾管衍生物发育不全

这类情况包括无子宫、始基子宫、子宫发育不良、单角子宫、输卵管发育不良等。前三者因缺乏孕育宝宝的必要场所——子宫,因此目前还没有方法通过治疗使其成功怀孕。单角子宫一般无须特殊处理。据统计,其活产率约为40%,如成功怀孕,孕期需加强监护,及时发现并发症,并予以处理。输卵管发育不良常见为输卵管细长弯曲、输卵管肌肉发育不全,它对正常输送受精卵有一定的影响,较容易发生异位妊娠(即宫外孕)。

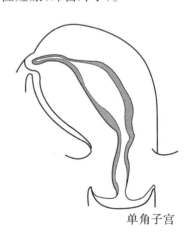

单角子宫

■ 正常宫腔呈倒三角形,单角子宫只有一个角,使宫腔呈囊状

医生的建议：如果就诊时发现有无子宫、始基子宫、子宫发育不良的情况，那么成功怀孕基本上是没有希望了，医生的治疗只是为了改善你的生活质量。如果非常希望有自己的小孩，那么建议你通过正规途径领养一个孩子。

如果发现为单角子宫，需仔细检查是否合并残角子宫，一旦发现，应及时切除残角子宫及同侧的输卵管。很多单角子宫患者能够正常怀孕，但其流产率约为50%，早产率约为20%，故孕期需加强监测。输卵管发育不良患者在怀孕早期需加强监测，警惕宫外孕的发生，早期发现，早期处理。如果因为多次宫外孕，双侧输卵管均已经切除，那么自然怀孕的可能性极低，此时可至不孕不育专科医生处就诊，一般通过体外受精-胚胎移植（即试管婴儿）可以成功怀孕。

（三）副中肾管衍生物融合障碍

这类情况包括双子宫、双角子宫、鞍状子宫、纵隔子宫等。这些患者有的无症状，有的可能有痛经，更多地表现为反复的流产、早产等情况。约25%的双角子宫患者可以正常怀孕。如果不孕，80%～90%经过手术矫正后怀孕的

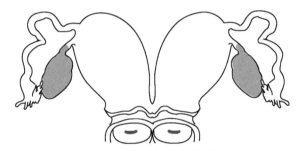

双子宫（两个子宫完全分隔）

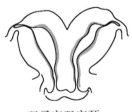

双子宫双宫颈

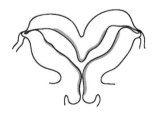

双子宫单宫颈

■ 双子宫分为三种类型：第一种关系最为独立，即两个独立的子宫生长在一起；第二种关系相对密切，两个子宫共用一个子宫壁，宫颈仍是两个；第三种在第二种的基础上关系更进一步，它们共用一个宫颈

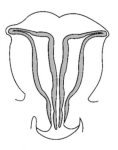
完全纵隔子宫

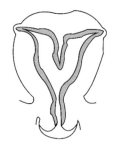
不全纵隔子宫

■ 纵隔子宫是指宫腔中间有一个纵隔，把宫腔分成两个腔，完全纵隔子宫的宫腔被完全隔开，不全纵隔子宫的两个宫腔有部分相通

概率大大提高。约85%的纵隔子宫患者能够成功怀孕。

医生的建议：由于这类患者拥有孕育生命的器官——有功能的子宫，一般能够成功怀孕，但由于子宫腔形状异常、空间狭小，反复流产、早产等情况较多发生。如果发现习惯性流产、反复早产，应及时到专科医生处就诊，医生可通过B超、子宫输卵管碘油造影、磁共振成像、宫腹腔镜检查等手段查出子宫存在何种畸形并加以矫正。希望通过这些手段能够使你成功地拥有一个自己的宝宝。如果通过宫腔成形术后仍然不能成功怀孕，那么只能求助于不孕不育专科医生，请他帮忙评估是否可以通过试管婴儿的手段使自己拥有一个宝宝。

八、不良生活习惯

近年来，越来越多的夫妇遭受着不孕不育的折磨，究其原因，很多是由于一些不良的生活习惯造成的。你是否知道，生活中最普通的芝麻绿豆般的小事也会影响你的生育。

（一）作息不规律

现代社会，一些女性面临着家庭和工作的双重压力，只能把生育年龄一推再推。她们所承受的精神压力大，在生活上昼夜颠倒，经常熬夜，这些不规律的作息也会影响到生育能力。那么，不规律的作息是怎样影响到生育的呢？

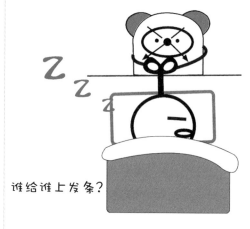
谁给谁上发条？

■ 生活节奏的加快使得现代人像是被上了发条一样，精神处于紧张状态，这对正常的生理周期产生了一定的干扰

每一个月经周期都是在下丘脑-垂体-卵巢轴的调节下实现的。其中下丘脑扮演着指挥官的角色，它在中枢神经系统控制下接受兴奋信号，分泌促性腺激素释放激素；垂体则扮演着士兵的角色，它受到促性腺激素释放激素的刺激后，分泌出卵泡刺激素和黄体生成素，这些促性腺激素能够促使卵巢内的卵泡发育成长，直至成熟，释放出成熟卵子。卵泡在成熟过程中分泌出越来越多的雌激素，在雌激素的作用下，子宫内膜开始增生。卵子若受精，即通过输卵管回到子宫腔，在这片"肥沃（增生）的土壤"上落地生根（即着床）。同时，卵泡形成的黄体会分泌雌激素和孕激素，增生的子宫内膜在孕激素作用下进入分泌期。若卵子未受精，则黄体退化，雌激素和孕激素分泌减少，导致子宫内膜剥脱，于是，月经来潮了。此信息传到下丘脑，开始分泌促性腺激素释放激素，一个新的月经周期又开始了。

由此可见，任何因素只要干扰了下丘脑-垂体-卵巢这个轴的某一个环节，就可导致月经失调和排卵异常。

生活没有规律，身体疲劳，会直接影响夫妻间的性生活，这也势必影响精子与卵子的结合，使受孕率下降。此外，紊乱的作息使得脆弱的下丘脑-垂体-卵巢轴对生活节律的反应无所适从，不知如何做才好，故导致排卵和月经周期的紊乱。在这种情况下，即使夫妻双方努力配合，即使丈夫的精子质量再优质，也无法完成正常受精。

医生的建议：据统计，女性35岁之前的妊娠率几乎没有变化；40岁以上与25岁相比，妊娠机会减少50%以上，故年龄越大，受孕机会越少。如果没有准备好做丁克一族，建议女性在最佳生育年龄期完成自己的生育使命。另外，在备孕时要放松心情，养成良好的生活习惯，作息规律，不熬夜，每天要保证有8小时以上的睡眠时间，努力使自己的身体各方面处于最佳状态。

（二）吸烟、喝酒、喝咖啡

吸烟，即便是被动吸烟，对人类生殖系统的损害也是不容忽视的。尼古丁不但会对精子的数量和质量产生危害，还会损害输卵管的功能，使怀孕的机会下降，宫外孕的危险性大大增加。即使怀孕了，尼古丁对腹中的小生命也有不良影响，使得胚胎停止发育、自然流产、胎死腹中等发生率增高。

据大量临床资料观察，酒精对精子的密度、活力、形态学及受精能力均

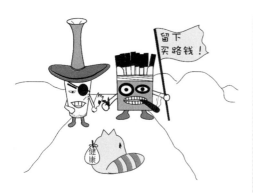

■ 吸烟、饮酒等需要健康来买单

具有明显的损害作用。长期大量饮酒可导致酒精中毒，引起睾丸萎缩，性欲减退，精子畸形率增加、总数及密度减少。慢性酒精中毒者精子存活率低于80%，精子畸形率可高达83%。饮酒不仅导致排卵障碍，还会诱发子宫内膜异位症、月经失调和痛经，这些因素都将引起不孕。另外，在妊娠初期饮酒，酒精进入体内后会造成染色体畸变和基因突变，胎儿的生长发育会受到很大影响，宝宝出生后，可能造成智力发育不良、精细动作发展障碍，甚至出现兔唇、短腿、先天性心脏病等畸形。

育龄女性孕前不能多喝咖啡，若每天过多喝咖啡，有可能降低日后受孕的机会。咖啡中富含咖啡因，女性过多摄入可导致雌激素分泌减少，进而对卵巢的排卵功能造成不利影响，降低受孕机会。有一组对美国人群进行

的调查结果显示，每天喝3杯咖啡的妇女，每月怀孕的机会降低17%；每天饮用2杯、1杯咖啡的，每月怀孕的机会则分别降低8%和2%。咖啡因还可导致DNA损害及染色体畸变，容易引起流产、胎儿畸形。

医生的建议：如果准备要宝宝了，夫妻双方至少要提早3～6个月开始戒烟、禁酒。备孕的育龄妇女最好不要常喝咖啡，特别是不要大量喝咖啡。如果要喝，最好每天不超过2杯。

（三）肥胖和过瘦

现代生活物质条件越来越好，许多女孩子饮食无节制，加上不爱运动，导致体重过重甚至肥胖。研究表明，体重增加达到标准体重的120%，不孕的危险性大大增加。过多的脂肪会影响体内激素代谢，导致月经紊乱、闭经、排卵障碍，同时还能引起各种健康问题，如高血压、糖尿病、心脏病，这些疾病也能在一定程度上影响正常怀孕。

目前社会上流行以瘦为美，减肥已经成为一种时尚，许多女孩子明明不胖，却受潮流的误导，一味地拼命减肥。过快减肥，特别是通过大剂量服用药物或不正常的饮食方式减肥者，很容易对中枢神经和内分泌产生不良影响。体重急速下降，就会引起雌激素、

孕激素等分泌减少,月经周期紊乱,月经量减少,排卵障碍,从而导致不孕。另外,减肥引起体重过轻时,身体为了维持生命,就会把仅有的能量优先提供给重要的系统,进而抑制了生殖系统的正常运作,造成无法排卵、闭经甚至卵巢早衰等,也会导致不孕。

医生的建议:一般可以通过计算体重指数来判断自己的体重是否正常。体重指数(BMI)=体重(kg)/身高(m)^2。对亚洲人而言,理想的体重指数介于18.5~23.9之间。如果你的体重指数在此范围内,就不要去盲目减肥,以免影响你的生育能力。

九、不良环境因素

半个世纪以来,人类男性的精子质量呈下降趋势。据有关报道,人类男性精液的平均精子密度已由1940年的每毫升1.13亿下降到1990年的每毫升6600万,每次射精的平均精液已由3.40ml下降到2.75ml。这将对人类的生存造成难以预测的危险。环境条件的恶化在不孕不育中起到了重要的作用。

(一)社会环境

一方面,随着物质条件的不断改善,人类青春期年龄不断提前;另一方面,随着社会的发展,人类的生育年龄普遍推迟,大部分女性从月经初潮后要经历10年左右甚至更多年才能进入婚育角色,这两者的矛盾日益突出。青少年时期性欲旺盛,生育能力强,而他们对性知识、避孕知识、生殖卫生知识了解得很少,故婚前性行为发生率及未婚人群的人流率呈明显上升趋势,这些都将对他们今后的不孕不育产生一定的影响。当人们进入婚育年龄开始准备怀孕时,有人因为年少时的多次人流或生殖系统感染导致不孕,有人则因为生育年龄过大使受孕率大大降低。

医生的建议:建议社会各界对处于性冲动期的青少年做好性教育工作,注意性卫生。女孩子注意保护自己,尽量不进行无保护的性行为,以降低人流率。育龄期妇女尽量在最佳生育年龄内计划生育,不要因为工作一味地推迟生育计划。

(二)自然环境

现代社会的生产力虽然大大提高了,但是对自然环境的污染也越来越显著。农业化肥及除草杀虫剂中的有毒物质、职业性有毒物质(如重金属)、装饰材料和塑料制品中所含的某些化合物、让动物快速增肥的饲料、麻醉剂、细胞生长抑制剂、抗代谢药物和辐射，使人类及动植物赖以生存的土壤、水源、食物和空气受到污染，从而直接或间接地损害了人类的生殖健康。

有报道显示，男性不育者精液中的铅浓度比正常生育者高，故铅污染可能是造成男性不育的原因之一。近年来铅对环境的污染日益严重，尤其是随着汽车制造业、家装等行业的兴起和发展，工业"三废"的大量排放，使铅对生殖器官的危害越来越严重。铅不仅使精子的数量、形态、活力发生改变，同时可使精子的遗传物质突变，导致畸胎、流产。

镉是通过呼吸道、消化道吸收进入人体的一种重金属，在肾脏、肝脏和睾丸中浓度较高。在化学燃料、废弃的电池、某些涂料中均含有高浓度的镉元素。体内镉含量增高时，精子的成熟和活动能力都会受到影响，同时还会使含 Y 染色体的精子锐减。

高温也会使男性的生育能力下降，因为精子对高温环境特别敏感。在正常生理条件和一般环境下，阴囊温度应低于体温 3℃以上，也就是在 34℃左右，这是保证精子发生和成熟的重要条件之一。一切提高阴囊、睾丸和附睾温度的因素，如过度使用电热毯、蒸桑拿、穿紧身牛仔裤等，均可使阴囊、睾丸和附睾温度升高，对精子的发生和成熟产生不利影响。

研究显示，高强度的噪声会损害听觉，对神经、心血管、内分泌、消化等系统以及视觉、智力都有不同程度的影响。在生育方面，强噪声会使人出现性功能紊乱、月经失调等，进而影响生育功能。对男性而言，长期生活在 70～80 分贝的噪声下，可使性功能趋向减弱；若生活在 90 分贝以上的环境中，可导致性功能紊乱；更高的噪声会导致精液不液化或无法射精。妇女怀孕后，长期接触强烈噪声，一方面会影响孕妇的中枢神经系统、消化系统功能，导致头晕、头痛、失眠，加重早孕反应，甚至引起剧吐或胃溃疡；另一方面还会影响胎儿的生长，导致发育迟缓、流产、早产，影响胎儿智商，出生后多为低体重儿，体质虚弱、多病，长大后听力下降。

目前各种家用电器、电脑、手机充斥着每个家庭。国内外医学专家的研究表明，长期、过量的电磁辐射会对人体生殖系统、神经系统和免疫系统造成直接伤害，是心血管疾病、糖尿病、基因突变的主要诱因，也是造成孕妇流产、不育、畸胎等的诱发因素。虽然这些用品的电磁辐射量均较低，目前也无明显证据说明它们能引起不孕，但为了身体健康，工作之余不要再沉浸在这些电器的包围中，适时出去走走，亲近一下大自然更好。

医生的建议：自然环境的污染不但对人类的生殖健康构成了威胁，而且对整个人类的生存也产生了一定的影响。呼吁国家相关部门严格制定相关法律法规，对于随便排污、污染环境的企业进行严惩。对于个人而言，要提高自我保护意识，了解自己的生存环境，应尽可能远离各种有毒物质的干扰，如避免入住充满着甲醛、苯等有害物质的刚装修好的房屋，避免在车流量

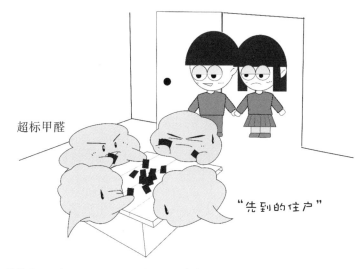

■ 刚装修好的房子里面甲醛、苯等有害物质往往超标，建议闲置通风一段时间后再入住；有条件的可以请专业机构检测，经检测合格后再入住

密集、汽车尾气排放严重的街头过长时间地逗留。平时注意膳食平衡，多吃些富含维生素的食物，如猕猴桃、海带、牡蛎、魔芋等。常年接触油漆、涂料、汽油、汽车尾气、铅、镉作业的人员，应定期到医院检查体内微量元素的情况，如果发现体内有毒元素含量过高，可在医生的指导下治疗。准备生育之前最好到医院优生优育门诊进行有关方面的检查咨询，如体内有微量元素失调，应及时纠正。男性应避免长期处于高温环境中。备孕的夫妇应该尽量营造良好的生活环境，避免噪声、辐射的干扰。

（潘晓明、李小永、金敏）

辅助生殖技术

一、促排卵

（一）引发排卵问题的原因

排卵障碍是女性不孕的主要原因之一，占不孕症患者的 25%～30%。临床表现多种多样，如月经失调（月经过少、稀发和闭经等）、多毛、肥胖、不孕等。以下是引发排卵问题的主要原因：

1. 下丘脑-垂体问题　此可导致黄体生成素（LH）和卵泡刺激素（FSH）产生不足。

2. 高泌乳素血症　泌乳素是一种主要在哺乳期产生的激素。正常生理情况下，没有怀孕的妇女体内泌乳素水平很低。如泌乳素分泌过多，可导致月经失调、不孕甚至溢乳。

3. 雄激素过多　女性雄激素过多主要与多囊卵巢综合征（PCOS）有关，过多的雄激素抑制了 FSH 的产生，因此卵泡不能产生成熟的卵子。

4. 卵巢早衰　这是指妇女未满40岁就丧失了排卵能力，并提前闭经。出现这种情况的妇女无法进行诱导排卵。

5. 甲状腺问题　甲状腺激素产生不足或分泌过多可以导致排卵问题。

（二）促排卵的常用药物

1. 氯米芬　如果检查结果提示存在排卵问题，且有生育要求，医生可能建议你进行激素治疗，通过药物诱导，使排卵障碍（无排卵或稀发排卵）的妇女建立正常的排卵周期。典型的情况是，在诱导排卵的最初阶段，医生会使用一种叫做氯米芬的药物。它是一种处方药，相对便宜，一般耐受性良好，可以用来治疗女性排卵功能紊乱，适合于体内有一定内源性雌激素水平的无排卵或稀发排卵的妇女，但她们的男性伴侣生育功能正常。

在一个正常的月经周期，卵泡期的开始阶段，下丘脑会释放促性腺激素释放激素（GnRH），如果这种激素释放得过少或过多，都不会有正常的卵泡生长，也就不会有排卵。氯米芬能作用于下丘脑，刺激 GnRH 的释放，从而促使垂体释放更多的 FSH 和 LH，刺激卵巢中的卵泡发育。在月经周期的第3～5天起服用氯米芬，每天 1 片，共 5 天；如因剂量不足而使卵泡不发育时，下个月经周期可以改服 2 片。通常这种剂量是人完全能够承受的，偶见头疼和视线模糊。因为这种诱导排卵的药物有使宫颈黏液减少的倾向,不利于精子穿透,所以排卵前可再加服雌激素以改善宫颈黏液。

医生的建议:

(1)每天检测基础体温。一般氯米芬停药 6～12 天排卵。如果在治疗期间看到你的基础体温呈双相,表明氯米芬对你的排卵有作用。

(2)从月经周期的第 12 天开始,每天或隔天同房一次,直到体温升高为止。

(3)如果怀孕了,你应该知道有多胎妊娠的风险,应适时接受 B 超检查以明确诊断。

(4)如果经过了 3～4 个周期的氯米芬治疗后排卵效果不明显,或者氯米芬不适合初期治疗,可能就要使用含有 FSH 和 LH 的处方药了。另外,如果经过几个周期的氯米芬治疗后有排卵但并未成功怀孕,也要考虑其他的治疗选择。

2. 促性腺激素 促性腺激素可以用来调节性腺发育,促进性激素合成。促性腺激素包括 FSH、LH 和绒毛膜促性腺激素(HCG,简称绒促性素),生育治疗中通过 FSH 刺激卵泡的生长和成熟。对于不排卵或需要进行体外受精的不孕女性,注射 FSH 及少许 LH 后可以诱导排卵或使多个卵泡发育成熟。

除 FSH 及 LH 之外,还有人胎盘分泌的 HCG,在卵泡成熟期替代体内 LH 峰,促进卵细胞发育更加成熟和诱发排卵。排卵一般发生在注射 HCG 后的 36 小时左右。黄体期使用 HCG 可以促进黄体分泌孕激素和雌激素,有助于维持妊娠。

用于不孕症治疗的促性腺激素有两种制造方法。

(1)尿源提取:从绝经期妇女的尿液中提取和纯化促性腺激素。尿促性腺激素(HMG,简称尿促性素)每支含 75U 的 FSH 和 75U 的 LH,主要作用是促进卵泡发育。其可单独应用或与氯米芬联合应用,适合于排卵功能障碍及人工助孕时。

(2)基因重组:即用脱氧核糖核酸(DNA)生产促性腺激素。近年来通过基因重组工程已获得超纯化的 FSH,重组 FSH 已广泛应用于助孕技术中。对下丘脑-垂体功能紊乱表现为月经稀发或闭经的患者,应用 FSH 加 HCG,可以刺激卵泡发育和排卵。如体外受精-胚胎移植等的患者,用 FSH 可刺激多卵泡发育。

3. 促性腺激素释放激素 GnRH 在

生殖系统的调控上起着关键作用，小剂量脉冲式 GnRH 可使垂体产生适量的 FSH 和 LH 以诱导排卵，适用于治疗下丘脑性无排卵闭经，也适用于治疗 PCOS。

4. 其他药物

（1）来曲唑：为芳香化酶抑制剂。已有较多研究认为，来曲唑促排卵可获得与氯米芬相似的排卵效果，是一种有效的促排卵药。来曲唑可以克服氯米芬对子宫内膜和宫颈黏液的不良影响，可用于对氯米芬无反应的患者。

（2）溴隐亭：适用于有高泌乳素血症的无排卵患者。用药后，月经恢复者达 73%～100%，最快者可于治疗当月恢复。排卵率约为 80%，一般排卵发生于治疗的 1～21 周，平均 7 周。

医生的建议： 在临床上并不提倡患者随意使用促排卵药物，因为卵巢在药物的刺激下不断排卵，容易造成女性月经失调、卵巢早衰，出现卵巢过度刺激综合征。卵巢过度刺激综合征表现为恶心、呕吐、腹胀腹痛、尿量减少、体重增加、卵巢增大、胸腹腔积液、水和电解质平衡紊乱、肝肾功能损害、血栓形成等，严重的可危及生命。通过促排卵药物使双胎妊娠或多胎妊娠的

概率增加，母亲在孕期将承担巨大的风险，容易造成各种产科并发症，胎儿也容易出现营养不良、体重偏低、生存能力差等问题。

由于药理作用下的怀孕、生产违反了正常的生理反应，所以医生只在治疗不排卵所造成的不孕时才慎重选用。患者应当在医生严格的指导下使用此类药物。

（三）促排卵在辅助生殖技术中的运用

促排卵可以和人工授精一起进行，以提高受孕概率。人工授精是将精子直接送入正处于排卵期的女性的生殖道内。在女性只有少量或没有宫颈黏液时，或男性的精子计数偏少、精子运动能力较差的情况下，经常会用到这项技术。它也可用于原因不明性不孕。

促排卵还可以作为体外受精-胚胎移植（IVF-ET）治疗周期的一部分。即使女性不存在排卵问题，在 IVF-ET 过程中医生倾向于在 1 个月内同时刺激多个卵子成熟，希望至少有一个卵子可以成功受精，以提高妊娠成功的可能性。这个过程又称为超促排卵或控制性卵巢刺激。

二、人工授精

人工授精(AI)技术很简单,即在排卵期,医生借助一个安装在注射器上的导管,将精液直接注射在阴道、子宫颈处,甚至可以直接注射到子宫里。如果精液是丈夫的,称之为夫精人工授精;如果丈夫不能产生精子,使用的是正规精子库提供的捐赠者的精子,称之为供精人工授精。人工授精可以分为阴道内人工授精、宫颈内人工授精、宫腔内人工授精和输卵管内人工授精,其中宫腔内人工授精是最常用的方式。

(一)宫腔内人工授精

目前,宫腔内人工授精(IUI)做得越来越多。医生用一根很细的导管直接将精液注入子宫腔内,称为宫腔内人工授精。授精前,可能会要求夫妇在采集精子的前48～72小时内避免性生活,以保证精子处于最佳状态。为了收集精液,男方要在清早到达医院,通常通过手淫的方式采集精液。精液经过特别处理和清洗程序后,选出最富有活力的精子,送入女方的子宫。将精子直接送入子宫腔可提高受精概率。

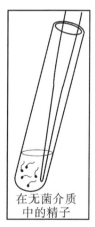
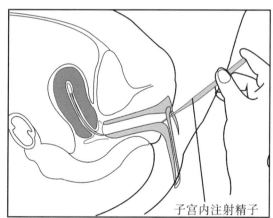

在无菌介质中的精子

子宫内注射精子

■ 宫腔内人工授精:用人工的方法将处理好的精子通过特殊的导管注入宫腔内,帮助不孕症患者受精

当存在以下情况时,可使用捐赠者的精子进行授精:

(1)男方精液严重异常,不可能使女方受孕,如无精症,严重的少精、弱精及畸精症等。

(2)男方和(或)男方家族中有不

宜生育的严重遗传性疾病。

（3）男方患不能矫治的射精障碍，或输精管结扎复通失败者。

（4）女方 Rh 阴性血型且已被 Rh 因子致敏，男方 Rh 阳性，不能得到存活的后代。

（二）人工授精的时机

卵母细胞在成熟后的 16 个小时内能受精，授精应该安排在能使精子于卵泡破裂后 16 个小时之内出现在输卵管里，而卵泡破裂发生在黄体生成素（LH）达到最高峰值或注射绒毛膜促性腺激素 （HCG）34～40 个小时之后。做一个快速尿或血 LH 测试就能得到 LH 的最高峰值。

三、体外受精-胚胎移植

首例成功的人类体外受精-胚胎移植（IVF-ET，俗称试管婴儿）是在 1978 年进行的，从那以后，IVF-ET 的成功率稳步提高。体外受精用于克服各种生育障碍，尤其是女方的输卵管有问题和男方的精液严重异常。在 IVF-ET 期间，常使用药物刺激女性卵巢内多个卵泡同步发育并成熟，然后收集卵细胞和精子，一起放在实验室容器中，使其受精。如果卵细胞成功受精，则将胚胎移植到女性子宫内。

本法适用于女方由于各种因素导致的精子和卵子（配子）运输障碍、药物诱发排卵无效的排卵障碍、严重的子宫内膜异位症、男方少弱精子症、经其他治疗（包括人工授精辅助治疗）后仍未孕的不明原因不孕和免疫性不孕。

（一）IVF-ET 的简要流程

IVF-ET 分为以下四个阶段：卵巢刺激、监测和诱发排卵→取卵→体外受精→胚胎移植。

1. 卵巢刺激、监测和诱发排卵　获得更多的成熟卵子可以有效提高受精成功率。由于女性在生理状况下体内每月仅排出一个成熟卵子，所以需要采用控制性促排卵来增强与改善卵巢功能，以达到不受自然周期的限制获得多个卵子的目的。提供多个胚胎移植，并尽可能使黄体发育与子宫内膜功能同步。药物还能控制排卵的时间，以便于最佳时机取卵。控制性促排卵一般是先用 GnRHa 使体内 FSH 和 LH 降低，再施予 HMG 或 FSH 排卵药物，刺激卵巢中的卵泡成长。依据患者对药物的反应性调整药物的使用量。患者的年龄及药物的使用量不同，所获得的卵子数亦不同。

医生利用超声来检测卵泡内逐渐成熟的卵泡的数目和大小；由于发育过

程中卵泡分泌的雌激素逐渐增多,也可以通过血液化验来监测体内的激素水平,这样有助于确定注射 HCG 和取卵的最佳时机。

2. **取卵** 卵巢刺激结束,卵泡成熟后，医生会尽可能多地收集卵子,并将收集到的所有卵子都用于体外受精。取卵是利用超声定位优势卵泡,然后用一根针穿过阴道到达卵巢,轻轻抽吸出卵泡内的液体。生殖实验室人员用显微镜对吸出的液体进行检查,以确定是否采集到卵子并收集卵子。采集两侧卵巢的优势卵泡,把所

有从卵泡液中取出的卵子都放进培养箱内。

取卵术后当天或次日一般会补充孕激素,进行黄体支持治疗,其目的是帮助子宫内膜做好接受受精卵的准备。

3. **体外受精** 大约在取卵的同时收集丈夫的精液标本。取精前需洗净双手,用自慰法留取精液。所给的取精杯是无菌的,留取精液时不要触摸杯缘及杯内。实验室人员将取出的精液进行离心处理,从中挑选出强壮活跃的精子,随后将这些精子与卵子一

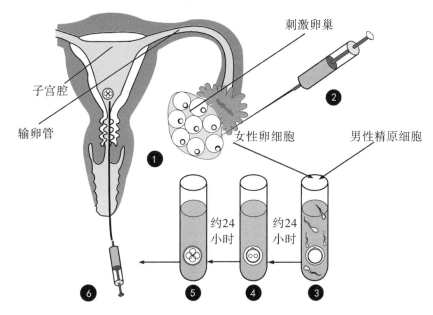

■ 体外受精-胚胎移植的步骤:①药物促排卵,促进多个卵泡发育成为成熟卵泡;②穿刺卵泡获取卵子;③把卵子和精子放在体外让其自然受精;④精子和卵子结合成为受精卵;⑤受精卵继续发育;⑥用移植管把胚胎移植到子宫腔内

起放进温度设定为与身体温度相同的培养箱内。次日，实验室人员在显微镜下检查卵子受精情况，如有受精，则在取卵48～72小时将胚胎植入子宫。

4. 胚胎移植 对35周岁以下妇女首次接受IVF-ET者移植胚胎数最多不得超过2个，其他情况下移植胚胎数不得超过3个。鉴于多胎妊娠对母儿的危害，建议移植1个胚胎。

某些情况下，医生可能会建议患者慎重考虑，必要时取消本次胚胎移植，例如取得卵子数目多、注射HCG当日雌激素水平高、移植后卵巢过度刺激综合征的风险高、子宫内膜薄或者B超提示有宫腔积液影响胚胎着床发育、其他如发热等可能影响本次移植后受孕的因素或妊娠后有可能加重影响妊娠的疾患。

（二）IVF-ET的风险

1. 促排卵风险 促排卵可能发生卵巢对药物高反应，导致卵巢过度刺激综合征，甚至有生命危险。也有可能发生卵巢低反应，由于没有足够数量的卵泡，可能取消周期。

2. 取卵风险 如卵巢位置不当，导致取卵困难；卵巢穿刺部位出血或穿刺损伤血管，发生盆腔内出血；盆腔脏器（如膀胱、肠管）损伤；术后合并感染；空卵泡现象，即在超声下可见卵泡生长，但在取卵时取不到卵子。

3. 卵子受精和胚胎发育风险 存在精卵结合障碍或卵子成熟度差等原因，使卵子不能受精；卵子受精后不能分裂，从而得不到可移植的胚胎等。

（三）移植后多余胚胎的处理

如果可利用的胚胎数目多于IVF-ET周期移植所需时，可以将剩余的胚胎冷冻保存起来，以备将来之需。冷冻胚胎因为无须重复卵巢刺激、取卵阶段，可以减轻随后辅助生殖技术（ART）治疗的费用，并减少患者的不便，因此被广为利用。当医生认为取卵数目较多，患者进行新鲜胚胎移植可能会增加卵巢过度刺激的风险或其他不宜移植的情况时，也可以使用冷冻胚胎。

四、其他辅助生殖技术

（一）卵母细胞浆单精子注射技术

卵母细胞浆单精子注射技术（ICSI）俗称第二代试管婴儿，即在常规IVF-ET的基础上，实验室技术人员利用显微注射系统，通过将单个精子直接注入第二次减数分裂中期的卵母细胞浆内完成受精过程。

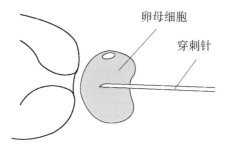

卵母细胞

穿刺针

■ 将精子注入卵母细胞浆内

ICSI 常用于男性伴侣的精子数很少、精子活动力低或精子质量差的情况,如严重的少弱畸精子症、不可逆的梗阻性无精子症、生精功能障碍、免疫性不育、常规体外受精失败、精子顶体异常,需行植入前胚胎遗传学检查。

ICSI 不受精子密度、活动力的影响,对畸形精子和经附睾穿刺获取的精子也有效,是目前治疗男性不育症最主要的手段。

（二）植入前遗传学诊断

植入前遗传学诊断(PGD)是一项可以在体外受精过程中应用的技术,其目的是检查胚胎是否携带有某些遗传性疾病。这项检查可使生下患严重遗传性疾病孩子的风险性降低。曾经因遗传性疾病而导致妊娠流产、已经生有遗传性疾病的孩子,或者身为遗传性疾病携带者的夫妇通常需要进行 PGD。

PGD 是在胚胎植入子宫前进行的,实验室技术人员从每个胚胎内取出一个细胞,随后对该细胞进行遗传性疾病分析,诊断通常需要 1 天以上的时间。这项检查适用于性连锁疾病、基因病、染色体异常和高龄妇女的非整倍体检测。在进行体外受精前,医生会根据具体情况决定是否需要进行 PGD。

五、辅助生殖技术治疗前夫妇双方的准备工作

（一）法规、政策方面的准备

（1）符合国家计划生育政策,并提交有效证明。

（2）备份夫妇双方身份证和结婚证书。

（3）必要时需要准备律师公证书。

（二）夫妇双方健康检查

（1）排除夫妇双方患有《中华人民共和国母婴保健法》所规定的不宜生育的、目前无法进行植入前胚胎遗传学诊断的遗传性疾病及严重的精神疾患和吸毒等严重不良嗜好。

（2）做常规妇科检查、必要的 B 超和其他辅助检查,以确定具备基本正常的子宫,包括具有容受性胚胎着床功能的子宫腔,并在周期开始前的黄体期做宫腔探查或模拟移植,以了解宫颈的大小及光滑程度、子宫的位

置、宫颈及宫体的角度、宫腔的深度等，以备胚胎移植时参考。

（3）常规月经第2～3天做内分泌检查，包括卵泡刺激素（FSH）、黄体生成素（LH）、雌二醇（E₂）、泌乳素（PRL）、睾酮（T）和促甲状腺激素（TSH），以及卵巢窦状卵泡计数等，以评估卵巢的功能。

（4）生殖道病原体检测，包括常规白带检查，支原体、衣原体、淋球菌、疱疹病毒检测等。

（5）排除夫妇双方的其他感染性和传染性疾病，并做病原体检测，如梅毒、艾滋病、肝功能和乙肝三系、风疹病毒、巨细胞病毒、弓形虫等。

（6）夫妇双方均需做肝功能、血尿常规、凝血功能、血型检查等。

（7）女方做心电图、胸片检查，后者建议在月经期进行。

（8）丈夫的精液常规检查。

（9）必要时做其他检查，如宫腔镜、腹腔镜、染色体检查等。

（三）充分的知情选择

（1）一般情况下，医生会书面告知IVF-ET的过程，使不孕症夫妇能够积极配合，知道什么时候该做什么事，以保证整个IVF-ET过程顺利进行。

（2）为了使夫妇双方充分了解这项技术可能带来的风险，应签署知情同意书。

（3）告知夫妇妊娠率的局限性以及产生的大概费用和所需时间。

（冯国芳、高惠娟、朱依敏）

不孕夫妇接受治疗过程中的心理状态

一、不孕的初期：认识和接受现实，及时寻求帮助

不孕症带来的情感方面的问题通常会被忽视，从而无法得到相应的治疗。因为这是一个非常私密的话题，许多夫妇并不愿意在朋友们以及其他家庭成员中公开谈论自己的不孕经历。事实上，大约每 10 对夫妇中就有 1 对存在怀孕困难的问题，每年有数百万人接受不孕症的治疗。

如果夫妻在未采取避孕措施同居 1 年后仍未受孕，则应寻求医疗帮助。越早就诊，治疗成功的可能性就越大。寻求帮助，能增强你的力量和信心；告诉你常识，有助于你选择治疗方案，在与生殖医生充分交谈并理解的情况下，权衡利弊后作出最后选择。

当你去咨询医生时，可能会感到恐惧、解脱或焦虑等，要做好准备。对于不孕初期的不安及时作出回应，可以增加夫妇最终的成功率。一个问题越早被确定下来，医生就会越快为你推荐一个真正适合你的治疗方案。

二、治疗过程：了解你的伴侣，亲密合作

接受不孕症治疗时，巨大的压力可能会让你的心情变得非常沉重。遗憾的是，当我们处于压力之下，很容易迁怒于最亲近的人——伴侣。接受不孕症治疗期间，有些夫妇会感到挫折或愤怒，出现这种情况非常正常。请试着把注意力集中在积极的事物上，例如从事自己平时喜欢的活动或尝试做一些新奇的事情，并努力保持你和你的伴侣之间沟通顺畅。这虽然不太容易，但是你们现在需要彼此支持，也正因为这样，交流显得至关重要。向你的伴侣敞开心扉，并鼓励他（她）也分享自己的想法和感受。有时候说出你的恐惧和挫折感，可以减轻一些压力。

三、避免出现负面想法

不孕症的治疗过程不可能一帆风顺，检查阶段会给人带来压力。尽管耗费了时间、感情、精力和金钱，也无法保证一定能够带来一个宝宝，夫妻常常

会因不孕症支配了每一天的生活而感到不安或自责。要知道，不孕并不是任何人的过错，而是一种医学疾病。踏入门诊，表明你已迈出了正确的一步。你和你的伴侣需要保持积极的心态，并一起预做计划，其余的事情就交给医生去处理。现代治疗的成功率高，多数夫妻经过治疗后，都能成功拥有一个宝宝。

如果你刚完成一个治疗周期，而验孕结果又呈阴性反应，感情脆弱是正常的反应。希望永远存在，在付出了辛苦努力后，可能就会成功。即使是正常有生育能力的夫妇，也无法保证马上就能怀孕。应该接受那些已经无法改变的事实，把眼光放长远一点，不要老是想着治疗中短期内出现的波动。和你的伴侣彼此信任，开放沟通，分享自己的想法和感受。如果觉得和熟人谈某些想法不自在，或者你的亲友不在身旁，你可以利用网络。网络上有很多聊天室和论坛，你可以在那里找到与你处境类似的人。保留你的治疗记录，尽可能早地制订出一个治疗和生活的时间表。尝试和那些用不同方式成功解决了不孕问题的人们进行交流。

（冯国芳、朱依敏）

选择一种新的生活方式

生育力是人类繁衍生息最基本的保障。对于一个先天发育正常的女性而言,生育力与生俱来,但它并不能伴随女性终身,由于后天的各种因素,可导致生育力损伤,造成不孕。有些因素导致的伤害具有很大的隐蔽性,很多人一直认为自己的生育力没有问题,在没有孕育宝宝的计划之前一直在避孕,以至于多年都没有发现自己的不孕问题,从而延误了最佳治疗时机。那么,到底是什么伤害了女性的生育力?如何判断女性生育力是否已经受到伤害?如何才能避免这些伤害,最大限度地保护女性的生育力呢?以下将教你学会选择健康的生活方式,更好地保护自己的生育力。

一、可能影响生育力的生活方式

如果你或你的伴侣有以下情况,你可以考虑暂时改变一下你的生活方式。

（1）饮酒和吸烟已证实能损害男性和女性的生育力,两者兼具比单个问题更严重。

（2）体重过轻、超重或肥胖,可降低女性的生育力。

（3）长期暴露于高热环境,如常做桑拿、洗热水浴,可降低精子质量。

（4）使用润滑剂如凡士林或阴道乳剂,可影响精子进入宫腔。

（5）摄入高剂量的咖啡因(每天大于200mg或大于2杯),可使受孕更加困难,并增加流产的风险。

（6）接触毒性物质如农药、放射性物质、X射线、电磁波等,均可导致精子异常。

（7）一些治疗心脏病和高血压的药物可导致男性不育。

二、保护好孕育生命的家园——卵巢

卵巢是女性最重要的器官,具有排卵和内分泌双重功能。卵巢分泌的激素有雌激素、孕激素、雄激素,与维持女性特征和其他器官的正常功能密切相关。卵巢内存留卵泡的数量和质量可直接反映女性的生育力。

年龄是影响卵巢功能最关键的因素。卵巢功能还与卵巢是否做过手术、是否合并卵巢疾病、是否长期服用影响卵巢功能的药物有关。超促排卵也能改变卵巢的功能。此外,生活方式的健康程度会影响卵巢的老化速度。

（一）选择最佳生育年龄

到目前为止，再高明的医术都无法阻止卵巢逐年衰老的脚步。容颜可以掩饰年纪，卵巢却无法永葆青春。随着年龄的增长，卵巢内的卵泡逐渐耗竭，卵子的质量下降，卵巢功能不可逆转地衰退，生育力也随之下降。

女性原始的生殖细胞在胎儿期就形成了，随着年龄的增长，卵子受到外界环境污染的影响越来越多，就容易导致卵子的染色体发生异常。根据相关资料统计，由染色体异常导致胎儿畸形或智力低下的比例随着孕妇年龄的增长而成倍增加，尤其是35岁以后，卵泡数量和卵子质量都急剧下降。因此，年龄增长是生育力最大的克星。为适时实现女性的生殖功能，应选择在最佳生育年龄（23～30岁）孕育宝宝。尽管如此，卵巢功能的减退有时与年龄不一定完全相关，年轻女性可能由于某种原因导致卵巢的衰老程度与其年龄不相称，因此，单纯的年龄评估有一定的片面性。

（二）均衡营养

保持合理的膳食结构，均衡饮食，摄入足够的水分，适当增加蔬菜、水果，保证充足的维生素供给。比如，在卵巢中，维生素C积聚在颗粒细胞、卵泡膜细胞和黄体细胞内，而且长期以来被认为与生育力有关。维生素C具有抗氧化作用，可以改善卵子的质量。动物研究发现，维生素C对维持卵泡壁基底膜的完整性有重要作用，缺乏维生素C的荷兰猪，由于卵泡壁的退化与基底膜完整性的丧失而不能生育。另外，维生素E又称为生育酚，对于卵巢功能、生育力也有重要作用，且具有保胎功能。摄入高蛋白、富含维生素A的饮食，避免高胆固醇食物，对于卵巢癌的发病具有预防作用。

（三）保持正常体重

在这个崇尚骨感美的年代，减肥的概念充斥在女性身边的各个角落。但是过度消瘦和营养不良，就会缺乏足够的甾体类激素和蛋白合成，从而影响卵巢的发育和卵泡成熟，导致不孕、月经紊乱，直接加速女性卵巢的衰老。当然，过度肥胖也会引起机体内分泌紊乱，导致性激素分泌异常及排卵障碍，对生育力造成负面影响。根据体重指数（BMI）可以大体衡量你的体重是否适宜：

$BMI = $ 体重（kg）/身高（m）^{2}。

正常体重：BMI 为 18～25。

超重：BMI 为 25～30。

肥胖:*BMI* 大于 30。

（四）远离烟酒

大量研究证实,烟草会对健康造成严重威胁。除了对全身一般器官的不利影响之外,吸烟还会导致女性生育力下降。香烟中的毒素不仅会危害卵子,而且会加速卵巢衰老,使绝经期提前。烟草还会增加宫颈癌的发病风险,提高妊娠妇女的流产率、早产率以及新生儿的患病率。另有研究显示,就卵巢功能而言,一位 35 岁女性烟民与不吸烟的 42 岁女性相差无几。长期酗酒也同样会导致卵巢的老化。为了保护好孕育生命的家园,请你远离烟酒。

（五）规律作息

女性卵巢功能和生育力的保持有赖于生殖内分泌轴的激素调节,并受大脑神经的调控。经常熬夜、作息不规律,身体内的生物钟就会被打乱,可直接影响内分泌的平衡。生殖内分泌轴运作失常,将导致卵巢功能紊乱,势必影响卵子的发育成熟及排卵。内分泌平衡一旦被打破,要想重新调整,需要一个非常漫长的过程。所以,养成良好的作息习惯,规律生活,对于维持正常的卵巢功能百益无害。

（六）锻炼身体

生命在于运动,每周 2～3 次的有氧运动能够促进新陈代谢,加速血液循环,供给人体各个器官(包括骨盆内的盆腔脏器)充足的养分和氧气。随着社会的进步,脑力劳动所占的比重越来越大,足不出户、打打电话、动动鼠标,就能解决工作和生活的需要,加之生活节奏的加快、代步工具的普及,对于很多人来说,经常锻炼已经成为一种奢望,尤其是久坐办公室及电脑前的女性。久坐不动对骨盆内的血液循环最为不利,因此,抓紧一切机会站起来多走走吧!

（七）创造健康环境

随着科技的发展,环境污染加重,物理性、化学性及生物性污染均能导致人类的生育力下降。物理性污染包括放射性物质、电离辐射、噪声等。放射性物质可导致卵子分化成熟分裂过程中基因变异、染色体异常,直接影响卵子的质量。化学性污染物包括重金属、类激素样释放物以及食品内残留的农药、肥料、添加剂等。生物性污染包括抗生素的滥用,可导致耐药菌群的增加。健康的环境对于女性的生育功能至关重要。

（八）学会自我心理调节

女性生殖内分泌轴受大脑的调控。长期精神压力过大、抑郁可抑制垂体功能,影响卵泡发育,导致闭经和不孕。在重大精神打击下,人处于应激状态,肾上腺激素分泌异常和内分泌异常可能影响妇女的生殖功能,导致月经周期异常,卵巢功能降低,不孕的发生率和流产率增加。根据我国的国情,人口基数巨大,生存压力较大,人群生活和工作的快乐指数不高,精神疾病和心理疾病的发生率呈上升趋势。但是,调整自身精神状态的关键在于自我心理调节,即所谓"风物长宜放眼量",只有修身养性,豁达胸襟,才能尽快摆脱烦恼。

(九) 定期查体

卵巢是女性维持生育力和女性特征最为重要的器官,但因其位于盆腔深部,不易触及,所以早期病变常难以发现。比如卵巢癌是威胁女性生命和健康的恶性肿瘤之一。对于大多数女性而言,卵巢癌一旦出现,症状多属晚期,且预后较差。因此,定期进行妇科查体对于早期发现卵巢病变意义重大。

三、构筑抵御感染的长城——防止生殖道感染

生殖道感染是由病原体引起的常见妇科疾病,可侵及外阴、阴道、宫颈、子宫内膜、输卵管、卵巢及盆腔组织。造成生殖道感染的病原体涉及多种微生物,包括细菌、病毒、真菌和寄生生物。

对于大多数细菌、真菌及寄生生物来说,目前都有相应的抗生素、抗真菌药物及杀灭寄生生物的药物,但因人体处于几乎无处不在的病菌包围之中,致病菌可反复入侵,造成感染复发。对于病毒而言,目前尚没有一种能彻底消灭它的药物,大部分抗病毒药只能通过提高机体自身免疫力来对抗病毒,而且并非都能奏效。生殖道感染不仅给女性的日常生活带来诸多痛苦,而且还危害女性的生育力,造成不孕、宫外孕以及流产、早产,甚至会威胁到胎儿、新生儿的安危。因此,广大女性必须重视生殖道感染的治疗,并积极做好预防工作,护卫自己的生命健康和生育力。

(一) 女性生殖道的自我防御功能

女性生殖系统是一组开放的器官,在健康女性的外阴、阴道内就存在着某些病原体,但是不会经常得病。这是因为人体自身有其抵御病原体的多道天然屏障:

(1) 外阴、阴道、宫颈口正常无破损的皮肤及黏膜是第一道天然防线。

(2) 两侧大阴唇在自然状态下是合拢的,可以遮盖阴道、尿道口,预防

外界微生物的感染。

（3）在盆底肌肉的作用下，阴道口处于闭合状态，阴道前后壁紧贴，可以减少微生物的入侵。

（4）阴道分泌物中的黏蛋白也是一道天然的物理屏障。

（5）阴道内环境是酸性的，这是因为阴道内的有益菌群——阴道乳酸杆菌可以分解糖原转化为乳酸，以抑制其他病原体的滋生。

（6）宫颈内口紧闭，宫颈管有富含溶菌酶的黏液栓阻塞，防止细菌进入宫腔。

（7）子宫内膜周期性剥脱，且内膜分泌物中同样含有溶菌酶。

（8）输卵管蠕动及输卵管内壁上的纤毛摆动均是朝向宫腔的，输卵管液也含有溶菌酶。

（9）卵巢表面有较厚的白膜，因此卵巢组织不易受到炎症的影响。

（10）生殖道黏膜有人体卫士——淋巴细胞的驻扎，以发挥免疫功能。

（二）加强女性生殖道感染的自我防范

当自然防御功能遭到破坏或人体免疫力下降时，就可能发生生殖道感染。若治疗不及时或治疗不当，病原体可上行感染，引起各种并发症和后遗症，

如盆腔炎、不孕症和宫外孕。养成健康的生活习惯，注意平时生活中的一些细节，可有效避免生殖道感染的发生。

1. 注意衣着及贴身用品的选择 贴身衣物最好选用棉质、透气的材料，并经常更换，保持外阴清洁、干燥。穿紧身化纤衣裤导致局部透气性差，局部潮湿以及经期卫生巾的刺激可引起外阴炎，潮湿温暖的阴道环境也容易滋生真菌。

2. 讲究个人卫生，洁身自好 外阴与尿道、肛门邻近，经常受到经血、阴道分泌物、尿液、粪便的刺激，如果不注意皮肤清洁，易患外阴炎。公共设施如公共浴池、浴盆、浴巾、游泳池、坐式便器、衣物、公共座椅，可能使你在不经意间染上生殖系统疾病甚至性传播疾病。多个性伴侣、性交过频或性伴侣有性传播疾病是发生盆腔炎及性传播疾病的高危因素。

无保护性性交是性传播疾病最常见的传播方式。能够影响生育力的最常见的性传播疾病包括淋病和衣原体疾病，其致病的病原体——淋球菌和衣原体在男性和女性生殖道里都能存活，并通过性交传播。在女性，感染是从宫颈处开始的，如果不及时治疗，感染会沿着子宫（子宫内膜炎）、输卵管

（输卵管炎）一直进入卵巢（卵巢炎），侵入整个女性生殖道，然后进入盆腔和腹部，导致盆腔炎。如果进行早期治疗，对生殖器官造成永久性损害的风险会降低很多。感染一次淋病或衣原体疾病而造成生育力丧失的风险为10%；第二次感染以后，风险增大到25%；第三次感染以后，几乎有一半的女性会终身丧失生育力。避孕套在作为一种避孕方式的同时，还起到防止性传播疾病的作用。

3. 适度清洁外阴　女性阴道内的微生物菌群中有一种抵抗外来病菌侵袭的乳酸杆菌，被称为阴道的"健康卫士"。医学上常以阴道分泌物中乳酸杆菌的数量来确定阴道的清洁度及判断阴道自洁功能的好坏。乳酸杆菌的存在使阴道内的生态环境呈弱酸性，对多种细菌有一定的抑制作用。常用清洗液容易破坏阴道的酸碱度，导致致病菌急剧生长，阴道抵抗细菌的能力大大降低，使阴道感染的概率大大增加。因此，女性清洗外阴最好用温开水，因为温开水不会改变阴道的酸碱度，也不会破坏阴道的正常菌群。

另外，阴道冲洗不能太频繁，频繁冲洗不仅会破坏阴道内环境的平衡，还有可能成为输卵管炎、盆腔炎的诱因。调查发现，常用冲洗器具冲洗阴道者，发生宫外孕的危险性是从来不做阴道冲洗者的3～4倍。

4. 切莫盲目用药　外阴阴道炎通常表现为白带异常、外阴不适和外阴瘙痒，但引起阴道炎的病原体可能不同，其治疗的药物也不尽相同。如果没有确定究竟是何种病原体引起的疾病就盲目自选药物治疗，有时会适得其反，加重病情。所以，一旦出现阴道感染的症状，建议去正规医院就诊，在专业医生的指导下选用合适的药物治疗。

5. 尽量避免宫腔操作　刮宫术、人流术、输卵管通液术、子宫输卵管造影、宫腔镜检查等等，这些宫腔操作可能导致生殖道黏膜损伤，增加病原体上行感染的机会，最终导致盆腔炎发作。因此，如果不是病情需要，应尽可能减少这些有创的检查和操作。

四、孕育殿堂的维护——宫颈及子宫的保养

宫颈是子宫和阴道的连接通道，也是个事故多发地带。宫颈疾病包括宫颈炎症、宫颈功能异常及宫颈肿瘤。宫颈疾病对于女性生育功能影响巨大：宫颈炎症可能影响精子通过，炎症

细胞会降低精子的活力,造成受孕能力下降;宫颈松弛可能造成流产、早产;宫颈癌是女性生殖系统三大恶性肿瘤之一,也是我国最常见的妇科恶性肿瘤,直接威胁到女性的生命安全。

（一）宫颈疾病的预防

1. 宫颈炎症的预防　所有生殖道感染的预防措施皆适用于宫颈炎症的预防。

2. 宫颈功能异常的预防　宫颈功能不全的原因包括先天性及后天性因素。先天性宫颈功能不全可能是基因异常或胚胎时期生殖系统发育异常引起的;后天性因素包括多产,多次宫颈、宫腔操作史等,导致宫颈松弛。因此,避免多次妊娠、多次分娩、流产、刮宫等,有助于保护宫颈的正常功能。

3. 宫颈癌及癌前病变的预防　研究证实,宫颈癌及癌前病变的基本病因是人乳头瘤病毒（HPV）感染,而HPV感染与性生活及免疫功能有关。目前已发现120余种HPV亚型,其中10多种亚型与宫颈癌的发病有关。其他高危因素包括过早性生活、性生活过于频繁、多个性伴侣、早年分娩、多产、高危男性伴侣以及机体免疫抑制。

随着人们社会生活方式的改变,性生活频繁、婚前同居、多次离婚和结婚等情况越来越普遍,这些都会使宫颈癌的发病率显著增加。如果既往感染过性传播疾病,也会成为宫颈癌"亲近"的对象。从另外角度来看,这些感染意味着你身体中的免疫系统亮起了红灯。低于20岁（尤其是低于16岁）就开始性生活的女性,有较大可能成为宫颈癌"青睐"的对象。过早进行阴道分娩与早期开始性生活一样,发育尚不完全成熟的性器官很容易受到各种有害因素的侵扰。频密分娩或者多次人工流产也有类似的破坏作用,这种破坏经年累积之后,就可能导致宫颈癌,不得不引起人们的重视。高危男子与宫颈癌的发病相关。高危男子是指有阴茎癌、前列腺癌或其前妻为宫颈癌患者的男性,其妻子患宫颈癌的概率也将升高。所以,洁身自好、伴侣之间保持彼此忠诚、晚婚和节制性生活的频率,对预防宫颈癌是很有益处的。

有资料表明,配偶经常用避孕套的女性患宫颈癌的危险性较低。另外,吸烟可抑制机体免疫功能,有促癌可能。香烟中的致癌物质似乎有特殊的偏好,最喜欢选择性地集中在宫颈黏液中,有利于宫颈癌的发展,而且吸烟越多,病情越严重。

（二）宫颈疾病的认识误区

1. 宫颈糜烂一定要治疗　宫颈糜烂并不是真性溃烂，也不等同于慢性宫颈炎，目前规范的医学名称应该是宫颈糜烂样改变。

宫颈糜烂样改变可能是生理性的，由于体内雌激素过高，使宫颈管柱状上皮外移到宫颈所致。青春期少女、孕妇、经常服用避孕药及人流术后的女性体内雌激素水平较高，容易导致宫颈糜烂的假象，通常只要激素水平恢复到正常，症状就会自动消失，但应定期做宫颈的基本检查，以防漏诊误诊。长期口服避孕药的女性可在停药3～6个月后做检查，青春期少女可半年检查一次，妊娠期妇女在产后3个月做检查。

宫颈糜烂样改变也可能是病理性的，如由炎症造成的充血、水肿，或是宫颈癌前病变及宫颈癌的早期表现。对于存在宫颈糜烂样表现者，需做宫颈脱落细胞检查，排除宫颈癌前病变及宫颈癌。

宫颈糜烂只是妇科检查时的一个常见体征，是否需要治疗应根据具体情况而定。严重的宫颈糜烂可引起白带增多、白带带血或性交后出血，常伴有腰酸背痛、月经失调、不孕不育等症状，少数患者可发生宫颈癌前病变或宫颈癌，这些人是需要进行治疗的。

2. 宫颈糜烂可用抗生素治疗　抗生素并非万能药，这类药物只对淋球菌等细菌感染引起的急性炎症适用，而对于轻度糜烂者疗效非常小，过多使用反而会造成抗生素耐药。中度、重度糜烂没有药物可以真正治愈，只能进行激光、微波、冷冻等物理治疗。即使是物理治疗也需把握好，如有不慎，可能会造成宫颈瘢痕，影响生育。所以我们建议，如果患有宫颈糜烂，一定要选择正规的大医院，并且要和医生进行充分的沟通，以免误诊和过度治疗，造成不必要的不良后果。

3. 宫颈光滑代表宫颈健康　宫颈光滑不等于宫颈健康，因为它与宫颈的健康状况没有必然的联系。肉眼看上去没有问题，并不代表没有潜伏的危险，所以一定要重视细胞组织学检查。宫颈癌是唯一可以早期预防的癌症，所有有性生活的女性都应接受每年一次的宫颈涂片检查。如果连续三年报告正常，可以每两年检查一次，直到70岁为止。专家认为，只要发现及时，90%的宫颈疾病都是可以预防的。

（三）子宫的保养

1. 注重饮食和生活方式,慎用美容护肤品 保持美丽健康的容颜的一个秘诀在于合理膳食、健康生活,而不是单纯依赖美容护肤品。现在很多所谓的"美白产品"中添加了大量雌激素,过多使用会使子宫壁韧性降低,变得薄弱,还可能导致月经紊乱、不孕,甚至诱发子宫内膜癌。

2. 避免多次妊娠、反复流产 每增加一次妊娠,子宫就多了一分危险。反复进行人工流产,特别是在短时间内重复进行,对子宫的损害更大。子宫如同孕育生命的土壤,无论是药物流产还是手术流产,都是人为地破坏这块土壤,有可能造成土壤贫瘠,无法受孕。手术流产还有可能造成子宫内膜基底层受损,从而导致宫腔粘连、输卵管炎症、子宫内膜异位等不孕症问题的出现。

人流是通过手术器械人为地终止妊娠,打乱了正常的怀孕进程,使体内雌、孕激素水平骤然下降,容易干扰内分泌。人流容易损伤子宫,那么药流是否就会好一些呢?其实不是。药流的成功率只有 90% 左右,药流失败或者药流后淋漓出血时间过长的患者都需要进行清宫手术,同样会对子宫造成损伤,加之流产药物对内分泌系统的干扰,所以药流对生育力的影响也是不容忽视的。如果不想马上受孕,一定要做好避孕工作,保护好你的生育力。

3. 别让人随便"动"你的子宫 子宫手术包括剖宫产、人流和子宫肌瘤剔除等。每次子宫手术都会增加下次妊娠子宫破裂的风险。子宫手术还可能导致子宫瘢痕的产生和内膜损伤,不仅给女性以后的怀孕和生产带来风险,而且有可能导致子宫腺肌病、子宫内膜异位症等疾病,给健康带来隐患。要预防子宫破裂及相关并发症,首当其冲的是不要随便"动"子宫,慎选子宫手术。

4. 经常更换避孕方法 研究显示,连续服用长效避孕药八年以上,女性体内激素会出现"钝化",引起内分泌紊乱,增加患子宫肌瘤的危险,因此服用同一种避孕药不要超过八年。专家建议,每年改变一次避孕方法,可以更好地保护子宫内膜。

5. 重视疼痛带来的信号 腹痛是成熟女性最常见也最容易被忽视的不适症状,许多女性对这些难以分辨病因的疼痛常以忍耐应对。月经期的疼痛又称痛经,可能是子宫腺肌病、子宫肌瘤及子宫内膜异位症等疾病的信号。如果遇到自己不明确原因的疼痛,切不可麻痹大意,应及时到医院就诊,明确诊断,有针对性地进行治疗。

五、围孕期自我监测——提高怀孕概率

(一)月经带给你的信息

如何知道自己的月经是否正常呢?可以从初潮年龄、月经周期、月经经期、月经量及是否有痛经来判断。月经初潮多在13～15岁,有些女性可能提早至11～12岁,而有些可能推迟至15～16岁。如果16岁以后仍未来潮,那么就应该查查原因了。正常的月经周期一般为21～35天,月经周期过短或者过长都可能是卵巢排卵不规律或者无排卵的表现。正常的月经经期一般为2～8天,如果经期过短或者淋漓不净,也属月经失调。正常来一次月经的经血总量多为20～60ml,如果多于80ml,则考虑为月经过多,可能有激素水平异常或者生殖器官疾病甚至全身性疾病,需要及时去看医生;如果经量少于20ml,提示可能有宫腔粘连、宫颈粘连等,也需要去检查一下。如果停经时间超过6个月或大于等于原3个月经周期的时间,又没有怀孕,那么就是闭经了。引起闭经的原因很多,需要去找医生帮你查明原因。

正常的月经一般没有特殊症状,有些女性可能出现下腹及腰骶部不适,少数女性可有头痛及轻度情绪不稳定的情况,这些尚属正常的生理反应。假如症状很重,已经影响到正常生活;或者既往没有痛经,初潮多年以后才开始出现痛经,抑或痛经逐渐加重,这些都提示你可能患有妇科疾病,应该引起你的重视。有些病变比如子宫内膜异位症,如不及时处理,可能会影响你要宝宝的计划。

(二)排卵期的推算

1. 根据月经周期推算 如果你的月经周期正常,那么排卵一般发生在下次月经前的第14天,在此前后的2～3天增加同房频率,有利于提高妊娠率。如果月经周期不规则,靠此方法则很难找准受孕时机。

2. 基础体温监测 女性排卵后,体内孕激素水平上升,基础体温较排卵前会升高0.3～0.5℃。排卵前的基础体温持续较低,波动范围在0.2℃之内,这是低温期,也叫卵泡期。排卵日的基础体温最低。排卵后体温很快升高0.3～0.5℃,进入高温期即黄体期,这种高温会持续14天左右。如果没怀孕,体温下降,又开始了低温期。如果高温期持续超过16天,提示你很有可能怀孕了。

3. 黄体生成素(LH)试纸监测 正常女性体内由垂体持续分泌微量的LH，在月经中期LH的分泌量快速增加，形成LH峰，并在此后的28小时内刺激卵子成熟并排卵。利用LH试纸能检测出LH的峰值水平，使女性能预知排卵时间，确定最佳的受孕时机。在月经中期每天定时检测，当即将出现接近高峰值的颜色时应每隔12小时测试一次，直至检测出LH峰值。

(三) 孕早期的各种信号

1. 停经 如果平时月经规则，而这次月经推迟了7～10天仍未来潮，提示你可能怀孕了，可以去医院找医生帮你确认，也可以自行购买早孕试纸检测。单凭月经不来或早孕试纸阳性并不能推断一定是宫内孕，因为宫外孕及妊娠相关肿瘤也会有类似的表现。所以，停经后应去医院进行相关的检查。

2. 早孕反应 怀孕早期(一般停经6～12周期间)体内HCG激素水平迅速升高，会引发头晕、疲乏、嗜睡、食欲缺乏、偏食、厌恶油腻、恶心、晨起呕吐等，称为早孕反应。约有半数女性怀孕后会出现早孕反应，其症状的严重程度和持续时间因人而异。如果早孕反应非常严重，引起剧烈呕吐、无法进食

等，需要经医生检查排除葡萄胎、多胎妊娠等疾病，并给予相应的治疗。

3. 尿频 早孕期间，盆腔内增大的子宫可能会压迫膀胱，加上盆腔内充血的刺激，很多女性会出现小便次数增多，但是一般不会出现尿急、尿痛等症状。

4. 阴道出血 孕早期阴道出血一般不是正常的现象，一旦出现应及时去医院就诊。可能引起孕早期阴道出血的常见疾病有先兆流产、异位妊娠，妊娠相关肿瘤如葡萄胎、绒毛膜癌，有些炎症如阴道炎、宫颈炎也可能引起阴道出血。

5. 下腹痛 有些女性早孕期间偶尔会出现轻度下腹部胀痛不适，这可能与孕早期消化功能欠佳有关，如果无明显加重，不影响日常生活，不必紧张；如果出现阵发性下腹坠痛或突发性下腹痛，甚至伴随阴道出血、发热等症状，应尽快就诊，以得到及时处理。

六、围孕期医疗跟踪——为健康怀孕护航

(一) 婚前咨询

为了婚后家庭的幸福、后代的健康，建议婚前应去医疗卫生机构进行相关咨询。发现影响婚育的先天性畸

形、遗传性疾病或感染性疾病时，应该听从医务人员的建议，不能结婚、暂缓结婚、结婚但不生育或者限制生育。

直系血亲和三代以内旁系血亲；男女双方均患有相同的遗传病或男女双方家系中均有相同的遗传病；严重智力低下，生活不能自理，男女双方均患病而无法承担家庭义务及养育子女者，不能结婚。

性传播疾病需等治愈后再结婚，急性传染病控制之前、影响结婚的生殖道畸形在纠正之前也应暂缓结婚。

男女一方患严重的常染色体遗传病，如强直性肌营养不良等，目前暂无治疗方法；男女双方均患相同的常染色体隐性遗传病，如白化病，子女发病率几乎为100%；男女一方患严重的多基因遗传病，如精神分裂症、原发性癫痫，后代再现风险高，这类人群可以结婚，但应禁止生育。

对于患有某些目前可经产前诊断明确的遗传病的患者，可限制生育，怀孕后根据产前诊断结果选择健康胎儿继续妊娠，否则终止妊娠。

（二）孕前准备

首先应在心理上做好迎接新生命到来的准备，以便于尽快地适应准妈妈、准爸爸的角色。假如夫妇有一方或其家族中有不良孕产史，比如畸胎、死胎、死产、习惯性流产或早产史，应尽可能地明确原因，避免再次出现不良妊娠结局。患有高血压、糖尿病、心脏病、慢性肾炎、甲状腺功能亢进症、自身免疫性疾病的女性，在计划怀孕前，应确定自身疾病的控制情况，了解是否可以承受妊娠的负担。患有病毒性肝炎、肺结核、梅毒等传染病的女性，计划怀孕前应积极治疗，待治愈后再妊娠。弓形虫、巨细胞病毒、风疹病毒、单纯疱疹病毒具有致畸作用，应在治疗原发感染并获得保护性抗体后再考虑妊娠。患有生殖器官肿瘤如卵巢肿瘤，应先明确肿瘤性质，再根据情况考虑是否适合妊娠。

怀孕前半年就要开始改变不良的生活方式，如戒烟，控制饮酒，脱离不良的环境，避免接触射线、毒物及污染。

长时间穿着过高的高跟鞋会让身体倾斜，从而与地面形成的角度减小，骨盆也随之倾斜，时间一长，不但会让骨盆腔移位，还容易引起子宫位过度前倾，增加不孕及难产的概率。所以，还是多备几双舒适的平底鞋吧。

孕前及孕早期应补充适量的维生素、叶酸及微量元素。另外，最好能在孕前去正规医疗机构进行必要的体检及实验室检查，如血常规、尿常规、肝功能、病毒标志物、血型等检查。

（三）孕期定期查体

产前检查应从确诊为早孕时开始。停经 2 个月左右一般能够确定是否为宫内早孕。妊娠 12 周应在当地社区医院建立围产期保健卡，开始定期的常规产检。妊娠 20～36 周期间每 4 周检查一次，自妊娠 36 周起每周检查一次，共做产前检查 9 次。凡属于高危孕妇者，应酌情增加产前检查的次数。

（宦晴、潘晓明）

怀孕之后的自我保健

怀孕期间如何进行自我保健？以下将从饮食、睡眠、运动、戒烟戒酒、衣着、卫生、环境、心情、性生活、孕期用药、胎动监护、纠正胎位、减少妊娠纹等方面给出解读。

♀ 一、合理饮食

简而言之，孕期饮食需要均衡营养，多食用富含蛋白质、维生素的食物，避免过多摄入碳水化合物，以防摄入热量过剩，导致体重增长过多，到分娩前，以体重比怀孕前增长 10kg 左右为宜。在均衡营养的前提下，不同孕周需要补充的营养侧重点略有不同。

1. 0～12 周　补充足够的叶酸。叶酸不足会增加胎儿脊柱裂或者其他神经管缺陷的风险，尤其是怀孕前后的几个月内，每天需补充 400μg 叶酸。镁和维生素 A 也是构筑胎儿健康的两块重要基石，绿叶蔬菜、坚果、南瓜、甘薯等中含量较多。

2. 13～16 周　应多摄入富含碘、维生素 D、DHA 的食物，如海鱼、鱼油、虾皮、牡蛎、淡菜、牛奶、沙丁鱼、鲑鱼、海带、泥鳅、豆制品、芝麻酱、莲子、甜杏仁、鱼肝、蛋黄、香菇等。这些食物对胎儿的大脑、眼睛和甲状腺的发育很重要。

3. 17～20 周　适当多补充维生素 D 和钙。因为这段时间胎儿的骨骼在茁壮发育生长，需要充分的维生素 D 和钙来帮助。

4. 21～24 周　注意铁剂的摄入。这个时期应该摄取多种多样的食物，保证蔬菜、水果、面包、坚果的供应。橙子、番茄等富含维生素 C 的食物有助于铁的吸收。

5. 25～28 周　多补充水分和膳食纤维。多喝水，以补充排汗丧失的水分。膳食纤维对保证消化系统的健康很重要，也能够减轻便秘，还有助于维持稳定的血糖水平。

6. 29～32 周　多摄入不饱和脂肪酸。怀孕最后 3 个月是胎儿大脑迅速发育的时候，需要更多的不饱和脂肪酸，理想的食物有蔬菜、豆类、核桃、花生、海鱼等。

7. 33～40 周　这时胎儿的神经开始发育出起保护作用的髓鞘，髓鞘发育依赖于维生素 B_{12}。应注意维生素 C、维生素 B_{12} 和维生素 K 的补充。富含维生素 B_{12} 的理想食物有动物肝、肾及牛肉。维生素 K 可以促进血液凝结,肝类、蛋类、豆类食物中都有,对准备生孩子的女人来说尤其重要。

二、睡眠充足

准妈妈需要充足的睡眠和适当的休息。应保证至少八小时的晚间睡眠,中午最好也能够休息片刻。睡眠姿势以侧卧位为宜,因侧卧位可以减轻对于供应下肢和子宫的主要血管——腹主动脉的压迫。另外,妊娠子宫往往右旋,左侧卧位可纠正它的右旋,从而改善子宫胎盘的血液循环,增加对胎儿的血供。

三、适当运动

怀孕以后应避免重体力劳动,注意避免腹部受撞击,不要提拉重物,但也不要整天坐着、躺着。适当、合理的运动能提高准妈妈的消化、吸收功能,促进血液循环,提高血液中的氧含量,消除疲劳和不适,保持精神愉悦和心情舒畅;还能刺激胎儿的大脑、感官、平衡器官和呼吸系统的发育,提高胎儿的免疫力。此外,在运动过程中,准妈妈的肌肉和骨盆关节等受到了锻炼,也为日后顺利分娩和分娩后迅速恢复身材创造了条件。怀孕第 4～7 个月是准妈妈最适合运动的时期,但是运动时间要越来越短,动作要越来越轻柔。怀孕毕竟是个特殊的生理过程,准妈妈要注意运动时间、运动量和热身准备,防止过度疲劳和避免宫缩。

此外,我们不建议准妈妈长久地坐在座位上,每隔两小时最好活动一下身体。为了降低孕期痔疮的发生率,应当将柔软的座椅换成较硬的座椅。

四、告别烟酒

孕期吸烟会明显增加流产率和早产率,并增加生出低体重儿、低智商儿的危险。因为香烟中的尼古丁有收缩血管的作用,孕期吸烟会使子宫的动脉收缩,胎盘中的血流量减少,不能顺利通畅地供给胎儿血液,使胎儿的氧气不足、营养不良。

酒精可以穿过胎盘伤及胎儿,孕期大量饮酒可能导致胎儿及新生儿酒精综合征,对其将来的神经系统发育和精神行为有不良影响。

五、衣着舒适

孕期衣着,最主要的是穿起来要舒适,所以吸汗而透气的宽松棉质衣物是最好的选择。内衣应选择通气性、吸湿性好的纯棉织品,尽量不要用化纤制品，而且最好选用前开式的。不要使用过小的胸罩和过紧的内裤。孕中晚期宜选择腰部有松紧带或是系带的裤子，有利于调节松紧度。裤带过紧易使增大的子宫不能上升而前凸，造成悬垂腹，导致胎位不正、难产；裤子过窄影响下肢血液循环，有碍子宫胎盘血液循环而影响胎儿的生长发育。

妊娠期间子宫逐渐增大，对下腔静脉和髂静脉持续压迫，使下肢静脉血液回流不畅，易发生下肢静脉曲张。除了减少站立时间外，孕期使用连裤袜和紧身裤对预防静脉曲张也有一定的帮助。

颜色方面应该以鲜艳为主，因为亮丽的色彩能给人带来愉悦的心情，但是如果撇开情绪的影响，根据准妈妈个性和时尚的需要，适当考虑其他的着装也是可以的。穿连衣裙应注意裙身要足够长，一般前身要比后身长2.5cm，这样穿起来才好看。

准妈妈孕期体重与体形变化巨大，身体重心前移，站立、行走时腰背部肌肉和双脚的负担加重，穿高跟鞋会使身体站立不稳，走路或站立时会使脚部吃力。另外，高跟鞋由于鞋底、鞋帮较硬，也不利于准妈妈下肢静脉的血液回流，很容易造成腿部水肿或使水肿加重，所以准妈妈最好不要穿高跟鞋，穿平底布鞋比较安全，而且舒适。

六、讲究卫生

怀孕后由于皮肤代谢旺盛，汗腺和皮脂腺分泌及头部的油性分泌物增多，因此应当经常洗头洗澡，更换衣服，以保持皮肤良好的血液循环，维持皮肤的代谢功能。妊娠期阴道的分泌物增多，尤其是妊娠晚期白带量明显增多，所以每天应用温水清洗外阴，并经常更换内裤。在妊娠晚期不宜盆浴，以淋浴为宜，避免脏水进入阴道引起感染。妊娠晚期应经常用肥皂擦洗乳头，以防哺乳时发生乳头裂伤，继而引起乳腺炎。如乳头凹陷，可每日用手将乳头轻轻向外牵拉，以免新生儿吸吮困难。

七、环境适宜

准妈妈的居室及工作环境温度应控制在22～28℃之间，可选择空调、暖气或其他温控设备来调节温度。但是长期处于空调房间很容易让准妈妈患上空调病，表现为头昏、乏力、鼻塞、耳鸣、记忆力减退等，所以建议隔几个小时到室外呼吸一下新鲜空气。房间需要定时开窗通风，一般选择在上午 9:00～11:00、下午 2:00～3:00 空气质量比较好的时候开窗换气 15～30 分钟。

怀孕期间造就一个脱离噪声、相对安静的环境也是至关重要的。噪声能刺激母体下丘脑-垂体-卵巢轴系统，使母体内激素分泌发生改变，影响受精卵的正常发育，也会影响胎儿神经系统的正常发育，甚至直接作用于胎儿的遗传基因，引起突变致畸。长期置身于强噪声环境，还可引起母体大脑皮质、交感神经系统、心脏、内分泌及消化系统等组织器官的功能紊乱。怀孕期间最舒适的声音环境应在 10～35 分贝之间。但是，现代生活中已很难找到这种环境了。

辐射对准妈妈的危害到底有多大目前尚无定论。市面上合格的防辐射围兜还是有一定作用的，但一定要防止买到伪劣产品。特别需要注意的是，辐射不仅局限在人们热衷的电子方面，新装修房屋中的大理石以及 X 射线的放射性对准妈妈的影响也是相当大的。另外，装修材料中的甲醛、甲酸，马路上的废气，食品中残留的农药，对宝宝也会造成伤害。调查显示，电脑的电磁辐射量对人体（包括准妈妈在内）是安全的，对精子、卵子、受精卵、胚胎、胎儿也是安全的。影响从事电脑操作的女性妊娠结局的原因很多，主要是工作疲劳和过度紧张，其次才是来自电脑的极低频电磁场。现实生活中个别电脑操作人员发生流产或生出畸形儿是偶然现象，不能就此给电脑"定罪"。因此，怀孕前后适度使用电脑不会影响到你腹中的宝宝。

此外，孕期需要努力为自己创造一个良好的工作氛围，适当调整一下工作强度和压力，如不能避免，可以暂时休息一段时间。

八、保持心情舒畅

孕期准妈妈的心情可以影响到腹内胎儿的发育，对宝宝将来的性格也会有一定的影响。怀孕后由于生理的改变，有些准妈妈会出现烦躁、忧郁、紧张、焦虑等负面情绪，严重时会造成失眠、厌食，对胎儿的生长不利。可以采取适合自己的调适方式，比如适当活动、听听音乐、找好友倾诉等等，为自己减减压。尽可能使自己保持良好的心境，迎接宝宝的到来。

九、性生活适度

孕期不必完全禁欲，但性生活一定要适度。孕期性生活要注意两点：一是不能压迫和冲击准妈妈腹部；二是由于准妈妈的阴道和子宫黏膜的血管变粗充血，容易受伤、出血，因而动作要平和，不可粗暴、猛烈。

在怀孕初期（第1～3个月），胎盘尚未发育完成，胎儿与子宫的联系尚不十分紧密，且维持妊娠的孕激素分泌还不充分，所以最容易发生流产。另外，精液中含有前列腺素，可刺激子宫收缩，也容易导致流产。因此，孕早期要减少性生活频率，并且应当采取体外排精。

怀孕中期（第4～7个月），胎盘发育完善，胎儿在子宫内也相对稳定，流产的危险性大大减少，同时准妈妈的早孕反应消失，性器官分泌物增加，可以过愉快的性生活，但应节制，不可尽兴。

怀孕后期，尤其是孕末1个月，性交会将细菌带入阴道，一旦破膜或临产，细菌在体内上行可引起严重的产时或产后感染，甚至会危及母子生命。另外，性生活引起的子宫收缩也易导致早产。故此期应节欲，避免性生活。

在下列情况下要禁止性生活：①既往有多次流产史；②本次妊娠过程中有阴道出血或腹痛；③合并严重的妊娠并发症，最常见者为妊娠高血压综合征。

孕期幸福和危险并存，平安度过这个特殊时期，需要准爸爸和准妈妈的相互理解、默契配合。

十、注意孕期用药

没有一种药对于胎儿是绝对安全的，所以孕期要注意卫生保健，预防各种疾病，尽量避免药物的使用。尤其应预防巨细胞、流感、风疹、疱疹等病毒的感染，因为这些病毒对胎儿危害最大，可通过胎盘侵害胎儿，导致胎儿生长迟缓、智力缺陷、各种畸形，甚至引起流产、死胎等。

但是，怀胎十月，多数女性难以避免生病。一旦生病，在治疗药物的选择上一定要谨慎，尤其是孕初3个月，是胎儿各器官发育和形成的重要时期，此时胎儿对药物特别敏感。很多药物均可通过胎盘屏障进入胚胎。抗生素、激素及安眠药除了药物本身的毒性或副作用外，还可能造成胎儿畸形。因此，准妈妈患病时应及时咨询医生，在医生的指导下用药，尽可能减小对胎儿的伤害。

十一、胎动监护

如何判断腹中的宝宝现在是不是

安全的？准妈妈可以通过胎动的感觉自我评估。胎儿在子宫内的活动称为胎动。妊娠第 18～20 周的准妈妈一般能感觉到胎动，经产妇或体形偏瘦的准妈妈可较早感觉到胎动。在 15 秒内胎动的次数计一次胎动，正常的胎动频率为每小时 3～5 次，12 小时内胎动应不少于 30 次。在妊娠 28 周后应开始自我监护胎动，每天早、中、晚各固定一个时间数 3 次，每次数 1 小时，3 次胎动数累加后乘以 4 就是 12 小时胎动计数。12 小时内胎动计数＜10 次或每小时胎动≤3 次属可疑异常。

十二、纠正异常胎位

胎儿最先进入骨盆入口的部分称为先露，胎位是指胎儿先露部的指示点与母体骨盆的关系。正常的胎位应该是头先露，这种胎位分娩一般比较顺利；除此以外的其他胎位就属于胎位不正了，包括臀先露、肩先露及复合先露等。通常，在怀孕 7 个月前发现的胎位不正，因胎儿相对子宫来说还小，加上宫内羊水较多，胎儿尚有活动的余地，可能会自行纠正；如果在妊娠第 30～34 周还没有纠正，就需要请医生纠正胎位了，但若合并脐带绕颈或胎盘异常等，则不宜进行。因此，纠正胎位需在医生指导下进行。

准妈妈可在家中通过胸膝卧位法自行纠正胎位：排空膀胱后，松解腰带，俯撑于硬板床上，膝部与小腿着床，大腿与床垂直，臀部高举，胸部向前尽量贴近床面。每天早晚各 1 次，每次坚持 15 分钟，连续做 1 周后去医院复查。这种姿势可使胎臀退出盆腔，借助胎儿重心改变，使胎头与胎背所形成的弧形顺着宫底弧面滑动而完成胎位纠正。经过胸膝卧位法，并不是所有的胎位不正都能得以纠正，难以纠正的异常胎位接近临产时应及时去医院就诊。在纠正胎位的过程中，如发生胎动异常或孕妇自觉明显不舒服，则不宜继续进行。

十三、减少妊娠纹

随着妊娠子宫的增大，准妈妈腹壁皮肤张力加大，使皮肤弹力纤维断裂，加上孕期肾上腺皮质激素分泌增多，加速色素沉着，从而在腹壁及大腿外侧等部位出现一条条紫色或淡红色的不规则平行的花斑纹，称为妊娠纹，多见于初产妇。这些花斑纹在产后渐渐萎缩，变成银白色，皮肤也变得松弛了，不再像原来那么光滑而富有弹性，成为许多爱美妈妈的苦恼。妊娠纹一且形成，就不太可能完全消除，只可能淡化。淡化妊娠纹也很复杂，且效果不是很好。其实，在孕期加以注意，适量进食，避免过胖，适度运动，不用过热的水沐浴，可以最大限度地避免妊娠纹的产生。

首先，孕前就要注意锻炼身体，注意营养，多吃富含蛋白质、维生素的食物，经常做按摩，坚持冷水擦浴，以增强皮肤的弹性。这样，当皮肤张力变大时，皮肤弹力纤维的抗张强度较大，就不易断裂。其次，怀孕以后也要坚持适度运动（如散步等），淋浴水温不要过高，用软毛浴刷轻轻按摩腹部皮肤，从而增强皮肤弹性。这样，就可以尽量使皮肤孕后不留痕迹了。

（宦晴、王利权）

男性 篇

来看看自己的身体

概括来说，男性生殖系统包括精子生成器官和精子输送器官两个部分。足够数量的正常精子是完成自然生育过程的物质基础，而成功地将精子输送至女性生殖管道内，使精子与卵子"约会"则是必需的。事实上，从精子的产生至精子的输出都是在一系列管道内完成的。

一、睾丸

睾丸是男性生成精子的唯一场所，也是产生雄性激素的主要场所。精子产生于睾丸内的曲细精管，曲细精管管壁上镶嵌着两种细胞——生精细胞和支持细胞。每条曲细精管都是一个精子生成的流水线，时时刻刻将生成的精子释放到管腔内而形成精子"溪流"。成百上千的"溪流"则汇合成"小河流"，这些"小河流"逐渐变直，称为直细精管。众多的直细精管继续交汇成星罗棋布的"湖泊网络"——睾丸网，精子大军可在此略作休息，丰沛的"湖水"可以提供葡萄糖、乳酸等养分。

正常男性的睾丸左右各一，呈稍扁的卵圆形，重10～15g。在性成熟以前睾丸发育较慢，到性成熟期发育迅速，老年则逐渐萎缩。睾丸的大小因人而异，不同种族也有明显的差异。睾丸

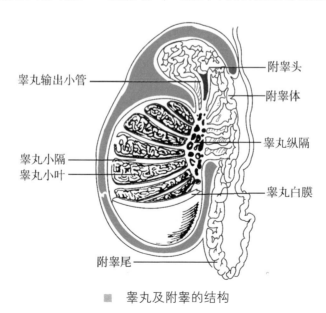

附睾头
附睾体
睾丸输出小管
睾丸纵隔
睾丸小隔
睾丸小叶
睾丸白膜
附睾尾

■ 睾丸及附睾的结构

的大小主要由曲细精管长度和数量所决定。睾丸外面覆以有着保护及调节功能的被膜和阴囊。它们的结构复杂，被膜由外向内分别为鞘膜脏层、白膜和血管膜三层，而阴囊由外向内有皮肤、肉膜、精索外筋膜、提睾肌、精索内筋膜和鞘膜六层结构。正是由于这些复杂的结构，方能实现对睾丸的温度、血流、激素及神经等因素的精细调节，调控着精子的正常发生。

♂ 二、附睾

睾丸网发出 8～15 条睾丸输出小管，精子在里面继续前行，进入另一段更为复杂的管道网——附睾。从睾丸的曲细精管到附睾，精子主要靠管壁周围肌样细胞的收缩和管腔内液推动的作用前行，其本身并无向前运动能力。

附睾是附着在睾丸上缘及后缘的一对长而粗细不等的扁圆形器官。别小看附睾，它不仅能运行精子、储存精子，也能促进精子成熟，其功能重要而复杂。附睾头部膨大，位于睾丸上极，由 10～15 条起伏不平的输出小管盘曲而成，输出小管内衬的纤毛活动保证了睾丸至附睾内的液体流动，从而将精子输送到迂曲而不规则的附睾

管。附睾管长而弯曲，构成了附睾体和尾部。附睾尾向上弯曲延伸为输精管。附睾管腔内充满了分泌物和精子，精子通常在此停留 15～25 天。到达附睾尾部的精子已经获得了较强的运动能力，通过附睾分泌物的压力、附睾管的收缩以及精子本身的活动力，精子到达输精管。随着精子从附睾头向附睾尾的移动，其自身也从幼稚阶段走向功能成熟阶段。

♂ 三、输精管

输精管是输送精子的细长肌性通道，其中也储存一部分成熟的精子。其管壁由内纵、中环、外纵三层平滑肌组成，厚而坚硬，肌层的收缩有助于精子的快速排出。输精管全长约 50cm，直径 2～3mm，起始于附睾尾，沿睾丸后缘上行，经阴囊根部皮下进入腹股沟管。输精管在睾丸上端至腹股沟管外环的一端位置浅表，可以用手摸到。双侧输精管经由腹股沟管内环穿过腹壁到达盆腔，紧贴盆腔内壁，于输尿管与膀胱之间向正中行走，其末端膨大扩张形成输精管壶腹，最后与精囊腺管相汇合。输精管壶腹与精囊输出管汇合后即成为射精管。

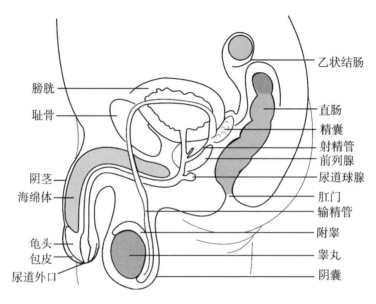

膀胱

耻骨

阴茎
海绵体

龟头
包皮
尿道外口

乙状结肠

直肠
精囊
射精管
前列腺
尿道球腺
肛门
输精管
附睾
睾丸
阴囊

■ 男性生殖系统

♂ 四、精囊和前列腺

精囊为一对盘曲的囊状结构，位于膀胱与直肠之间，前列腺上方，输精管壶腹的外侧。其容积约4ml，腔内分泌弱碱性的淡黄色液体，含有丰富的果糖，对精子的存活有重要作用。

射精管是精囊输出管与输精管汇合而成的成对肌性管道，位于膀胱底部，贯穿前列腺，开口于尿道后壁，称为精阜。射精管平时呈闭合状态，性高潮时出现节律性强烈收缩，使精子、前列腺液和精囊液喷入后尿道。如果射精管结构和功能发生改变，射出的精液将明显减少。

前列腺是男性生殖系统最大的腺体，正常为核桃大小，位于耻骨后、直肠前、膀胱下，包绕后尿道。前列腺的功能主要是分泌前列腺液，每天分泌0.5～2ml，经前列腺腺管排入后尿道，随尿液排出体外。其所含抗菌成分有保护尿道作用。前列腺腺管内储存有一定量的前列腺液，性兴奋时可与精子及精囊液混合成精液，一起排入后尿道。后尿道周围有许多强有力的环形肌肉，性高潮的时候，这些肌肉强力收缩，将精液射出体外。因此，男性尿道有排尿和排精的双重功能。另外，尿道周围有许多腺体如尿道球腺、尿道旁腺等，能分泌黏液，起润滑作用。

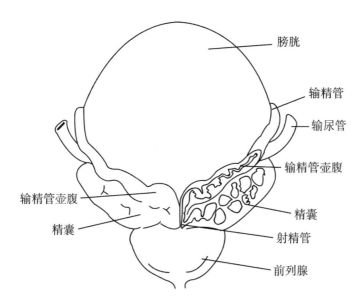

膀胱

输精管

输尿管

输精管壶腹

精囊

射精管

前列腺

输精管壶腹

精囊

■ 膀胱、输精管、精囊、前列腺与射精管的毗邻关系（背面观）

♂ 五、阴茎

阴茎是男性最重要的性器官,是大自然神奇的产物,具有排尿、排精和性交三大功能。阴茎的任何一项功能出现问题,都会对男性身心造成极大的影响。

阴茎分为阴茎头(龟头)、阴茎体和阴茎脚。脚部固定,位于耻骨下方。头部膨大,呈圆锥状,富含神经末梢,属性敏感区,外面覆有包皮。头部与体部交界处有一较细的环形沟,称为冠状沟。大多数男性阴茎未勃起时长为5～10cm,勃起后长为10～16cm。构成阴茎主体的是三条海绵体结构,两条

阴茎海绵体在阴茎背部,一条尿道海绵体位于两条阴茎海绵体下方形成的沟内。海绵体内并没有肌肉,而是由许多海绵样多孔的极具弹性的毛细血管组成,称为血窦。一般情况下,流入血窦的血液很少。当受到性刺激时,通过一系列复杂的神经传递,血窦内的毛细血管扩张,大量血液流入血窦,血窦充满血液而膨大,回流静脉受压关闭,血液回流受阻,阴茎勃起变硬。每个海绵体之外有一层坚韧的白膜组织,可限制海绵体内的血窦过分扩张。射精以后,通过神经的作用,血窦内的毛细血管收缩,流入海绵体的血液减少,回流静脉逐渐开放,阴茎变软。

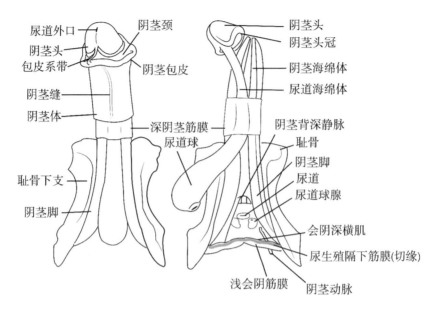

尿道外口　　　　　阴茎颈
阴茎头　　　　　　　　　阴茎头
包皮系带　　　　　　　　阴茎头冠
　　　　　　　　　阴茎包皮　　阴茎海绵体
阴茎缝　　　　　　　　　尿道海绵体
阴茎体
　　　　　　　深阴茎筋膜　　阴茎背深静脉
　　　　　　　尿道球　　　耻骨
　　　　　　　　　　　　阴茎脚
耻骨下支　　　　　　　　尿道
　　　　　　　　　　　尿道球腺
阴茎脚　　　　　　　　　会阴深横肌
　　　　　　　　　　尿生殖隔下筋膜(切缘)
　　　　浅会阴筋膜　　阴茎动脉

■　阴茎(尿道面)和海绵体

（田永红、金帆）

精子的生成及调控

♂ 一、精子的生成

精子的生成是一个复杂的过程。事实上,占睾丸体积 60% 以上的是曲细精管和处于不同发育期的生殖细胞。在青春期之前,曲细精管内只有支持细胞和精原细胞,且处于休眠状态。自青春期开始,大脑的发育催醒了沉睡的下丘脑-垂体系统,下丘脑-垂体系统分泌促性腺激素,通过血液运输到睾丸,睾丸被激素唤醒,开始快速发育和生长,生精细胞不断增殖分化,形成精子。

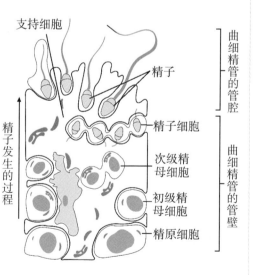

■ 精子在曲细精管内的生成过程

众所周知,男性的染色体是 46, XY,精原细胞的染色体也是 46, XY,但是精原细胞通过一次增殖和两次减数分裂形成精子细胞,而精子细胞的染色体变成了 23, X 或 23, Y,不再继续分裂,经过复杂的变态,由圆形逐渐变为蝌蚪状的精子。

在精子发生和形成过程中会产生许多畸形精子,如光学显微镜下可见的双头、双核、大头、小头、不规则头、无尾、双尾、短尾等。在正常男性的精液中,畸形精子可占到 50%~70%。有人会问,畸形率这么高,如果怀孕了导致孩子畸形怎么办? 其实大可不必紧张。世界卫生组织分析了正常人群的精液后得出结论,有 4% 以上正常形态精子的男性,其配偶的怀孕率比较高;而精子畸形率超过 96% 的男性,其配偶的怀孕率将大大降低。也就是说,精子形态只能用来判断配偶的怀孕率,而不能判断将来的孩子是否有畸形。事实上,从优胜劣汰的角度说,只有形态和活力正常的精子才有受精能力。

♂ 二、精子生成的调控

睾丸的主要功能是生成精子和合

成雄激素。精子的生成和雄激素的合成分别发生在睾丸的曲细精管和睾丸间质组织中。睾丸的各个组成部分以及整体功能都受到下丘脑-垂体系统的调节。下丘脑通过促性腺激素释放激素（GnRH）有规律地向垂体发出指令，垂体受到刺激后，分泌两种重要的激素——黄体生成素（LH）和卵泡刺激素（FSH）。LH促进睾丸间质细胞合成雄激素（主要是睾酮），FSH刺激曲细

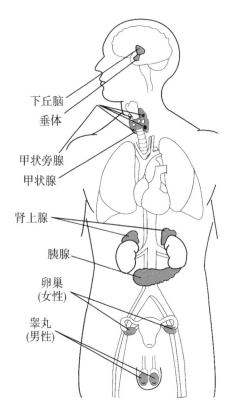

下丘脑
垂体

甲状旁腺
甲状腺

肾上腺

胰腺

卵巢
(女性)

睾丸
(男性)

■ 人体的内分泌器官，下丘脑-垂体系统是总指挥

精管产生精子，同时适量的睾酮也能促进精子的发生。当体内睾酮和精子的量足够多时，下丘脑-垂体系统就会减少LH和FSH的分泌。

三、黄体生成素的功能

众所周知，雄激素和雌激素在男女性身体内扮演着极为重要的角色。LH是由垂体分泌的一种激素，在男性能刺激睾丸间质细胞分泌雄激素，在女性则刺激卵巢分泌雌激素。

LH的分泌受下丘脑黄体生成素释放激素的调节，它能刺激睾丸间质细胞发育并促进其分泌睾酮。当睾酮分泌已经足够时，可向下丘脑-垂体系统发出信号，下丘脑-垂体系统就会减少LH的分泌。因此，LH与其他相关性激素一起参与男性生殖内分泌的调控。

临床上通过对LH和其他相关激素的检测可分析男性不育的原因，比如是下丘脑-垂体系统的问题还是睾丸本身的问题。

四、卵泡刺激素的功能

FSH是垂体分泌的另一种重要激素，因最早发现其对女性卵泡成熟的刺激作用而得名。后来的研究表明，FSH对男女两性都很重要，它能调控男

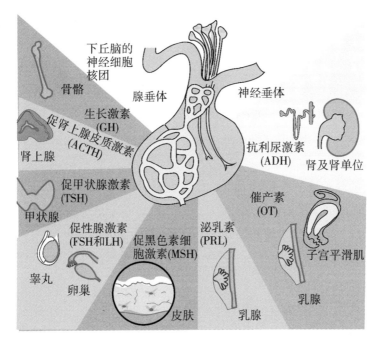

下丘脑的
神经细胞
核团

骨骼

腺垂体   神经垂体

生长激素
(GH)

促肾上腺皮质激素
(ACTH)   抗利尿激素
(ADH)   肾及肾单位
肾上腺

促甲状腺激素
(TSH)   催产素
(OT)
甲状腺

促性腺激素
(FSH和LH)   促黑色素细   泌乳素
胞激素(MSH)   (PRL)
睾丸   子宫平滑肌
卵巢
皮肤   乳腺   乳腺

■ 垂体(包括腺垂体和神经垂体)分泌的激素及其对靶器官的作用

女两性的发育、生长和青春期性成熟以及与生殖相关的一系列生理过程。FSH 和 LH 在生殖生理过程中协同发挥着至关重要的作用。男性 FSH 作用于睾丸的生精细胞，促进精子生成，当生精细胞和精子数量足够时，就向下丘脑-垂体系统发出信号，减少 FSH 的分泌；如果睾丸生精功能发生障碍，没有足够的生精细胞，则 FSH 不断分泌，超出正常水平。同样，如果垂体不能分泌足够的 FSH，则睾丸不能产生或很少产生生精细胞，导致少精或无精。由于 FSH 直接参与生精细胞的生成，因此，缺乏 FSH 的男性会患不育症。临床上通过检测 FSH 水平可大致判断睾丸生精障碍的原因出在哪里。

五、雄激素的功能

雄激素主要由睾丸产生，肾上腺皮质、卵巢也能分泌少量的雄激素。男性儿童进入青春期后，睾丸开始分泌雄激素，与 FSH 一起促进睾丸曲细精管的发育、精子的发生和成熟。睾酮也是附睾、输精管、精囊和前列腺等的发育和成熟所必需的，同时可刺激男性肌肉骨骼增长、胡须阴毛生长、喉结生成及声音改变等,并产生性欲。如果由先天或后天各种因素导致睾丸不能正常发育,雄激素分泌不足,除了可进一步影响睾丸生精功能导致无精及不育外,还可引起阴茎发育不良、性欲减退、胡须阴毛稀少、皮肤细嫩似女性及肌肉力量不足等情况。

雄激素的分泌受下丘脑-垂体系统的调节,两者之间存在相互联系、相互制约的复杂关系,它们一起参与控制和调节生殖活动,称为下丘脑-垂体-性腺轴。男性体内的睾酮水平在24小时内会发生节律性变化,早上最高,晚上最低。

六、泌乳素的功能

泌乳素(PRL)也是由垂体分泌的,可促进乳腺生长发育和乳汁的形成,并可抑制促性腺激素的分泌。高泌乳素血症发生在男性,主要表现为性欲减退、阳痿,严重者可出现体毛脱落、睾丸萎缩、精子减少甚至无精症。垂体泌乳素瘤常可导致泌乳素分泌增加,检测血液中的泌乳素可以判断下丘脑-垂体系统的分泌功能。

(梁忠炎、姚康寿)

勃起和射精

一、阴茎勃起的生理机能

勃起是指人或动物的阴茎、阴蒂或乳头膨胀变硬的状态和过程。男性受到性刺激后，阴茎在短时间内松弛开来，快速地充血，将血液灌注到海绵体内的静脉窦，直至压力上升到一定的限度才停止。充满血液的阴茎海绵体会将阴茎撑起，令阴茎变硬、变长和增粗，这时，勃起的阴茎就可以方便地插入女性的阴道中，进行性交。需要指出的是，正常男性的阴茎不只在受到性刺激后才出现勃起，在夜间睡眠时，即使没有性刺激，阴茎也可出现勃起。

阴茎勃起的方式分为以下三种：

（一）心理性勃起

当男性受到性刺激（包括听觉、视觉、嗅觉以及思维、想象等）时，大脑皮层兴奋，传导至脊髓的胸腰段勃起中枢，再向下传递至阴茎海绵体后，海绵体内的小动脉和毛细血管扩张，大量血液流入阴茎海绵体，静脉血管受挤压，流出海绵体的血液减少，血液充满整个海绵体，使阴茎迅速勃起；反之，当小动脉和毛细血管收缩时，流入阴茎海绵体的血液减少，静脉血管扩张，海绵体内血液流出阴茎，阴茎逐渐疲软。

（二）反射性勃起

外生殖器受到直接触摸、走路摩擦等局部刺激或接受来自内部的对直肠和膀胱等的刺激时，也可引起反射性勃起，这是脊髓低级勃起中枢的反应，不是大脑直接发出指令使阴茎勃起。阴茎勃起是天生的，男性胎儿在子宫内就可以勃起。小男孩憋尿时阴茎也可勃起变硬，但这时的勃起并无任何性的含义。

（三）夜间勃起

正常男性的阴茎除了心理性勃起和反射性勃起外，还有一种夜间勃起。男性的睡眠总处于快动眼睡眠期和慢动眼睡眠期的交替中，也经历着勃起→疲软→再勃起→再疲软的生理过程，这在医学上称为阴茎夜间勃起，是健康男性正常的生理过程。一般来说，男性每晚都会有 4～6 次、每次 20～40 分钟的勃起，总共勃起时间可达 2.5 小时。这是因为大脑在白天总是抑制性反应的发生，但到了熟睡之后，大脑的这种抑制功能消失，阴茎便自发出现勃起反应。

夜间勃起的时间、频率、硬度会随

着年龄的增长而减少，青春期至25岁左右是最强的。但是阴茎勃起一段时间后会自动疲软下来，因为长时间让血液滞留在海绵体内，阴茎就会缺氧并堆积大量的代谢废物。这是非常不利的，严重时还会发生阴茎受损。

清晨勃起在临床上是一种有意义的生理现象。男性在患病期间，清晨勃起会减弱或者消失；身体康复之后，清晨勃起也会随之恢复。因此，清晨勃起现象可以作为男性健康状况和性功能状态的一个信号。

♂ 二、射精的生理机能

射精的生理过程可分为精液进入后尿道、膀胱颈关闭及后尿道的精液向体外射出三方面，各方面的发生均由不同的神经支配和控制，所以射精是一个复杂的生理过程。

在射精过程中，阴茎海绵体是参与勃起的组织，而尿道、尿道海绵体则与射精和性高潮有关。在男性性兴奋期，勃起的阴茎将尿道拉长，原本弯曲的管道变直，尿道的横径可增加为原来的两倍，尿道口受刺激而张开。

性兴奋时，附睾尾部向输精管方向输送精子加速，输精管、射精管发生协调性收缩，把精液驱入后尿道。精囊的平滑肌也发生蠕动性收缩，将精囊液排入后尿道。前列腺平滑肌受到神经刺激后收缩，前列腺液也同时排入尿道。膀胱颈部反射性关闭，防止精液逆向进入膀胱，同时防止尿液进入尿道。

当越来越多的精液蓄积在后尿道时，通过神经传导引起射精中枢兴奋，就有射精的冲动，会有射精难以控制的感觉。此时，在尿道周围多组肌肉的协同参与下，将精液强力挤出尿道射出体外，同时产生兴奋欣快的感觉。

射精表现为男性全身的肌肉痉挛，血压升高，心率加快，面部潮红。射精的喷射力较大，精液射程为15～20cm，最大可达1m。尿道收缩一次即有一次高潮快感，紧迫的收缩为3～4次，缓慢的收缩亦有3～4次，肛门括约肌同时收缩增加了快感。

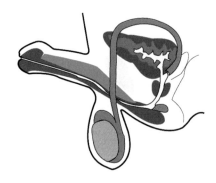

■ 阴茎勃起及精液射出的管道

（杨黎明、张欣宗）

性行为的不同阶段

有学者根据研究，把男性的性反应分为五个阶段，分别称为兴奋期、平台期、高潮期、消退期和不应期。在整个性反应周期中，从大脑到心脏、呼吸系统、消化系统、泌尿系统和皮肤等组织器官均经历了不同的周期反应。

一、兴奋期

兴奋期是性唤起的开始，表现为阴茎勃起。男子性冲动、性兴奋时，流入阴茎的血流量大大超出阴茎的血液回流量，导致阴茎海绵体蓄积大量血液，使得阴茎勃起，变粗变长；阴囊壁内肌纤维的紧缩，使阴囊连同其中的睾丸

一并上升，更贴近身体。

二、平台期

平台期实际上是性兴奋持续增强的时期。阴茎与女性阴道紧密接触、摩擦刺激后，进一步充血胀大，睾丸也充血胀大，尿道口有少量黏液溢出，一些人在腹部、胸部会出现红晕。男性平台期可出现呼吸、心率加速，血压增高。

三、高潮期

经过阴茎与阴道的不断摩擦，多数男子在2～6分钟内即达到性高潮，出现射精反射。射精反射激发出来后

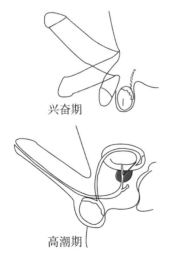

兴奋期

平台期

高潮期

消退期

■ 阴茎勃起分期

是不可逆转、无法阻挡的。射精是间歇性喷出的,间隔时间少于1秒,连续喷射4～5次。伴随着射精行为,还会出现轻微的肌肉抽搐,心跳、呼吸、血压都达到高峰。

四、消退期

射精结束后,各种生理变化迅速复原:阴茎缩小,阴囊恢复至正常时的状态,全身肌肉松弛,乏力感明显,有时还伴有轻微的晕眩,呼吸、心率和血压逐渐恢复正常。

五、不应期

男性射精后一般在15分钟内很难再次勃起,称为不应期。女性在性交过程中能体会到不止一次性高潮,其性快感甚至可以持续很长时间。但是男性不行,只要一射精,很快就进入松弛阶段,龟头会对任何触摸产生不适甚至感到疼痛。在不应期,任何性刺激都不能使男性产生兴奋和阴茎勃起,这是男性特有的现象。随着年龄的增长,男性的不应期会逐渐延长,但它有时在某些性能力特别突出的男性身上会暂时消失。

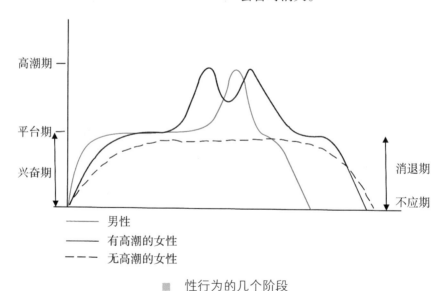

■ 性行为的几个阶段

（徐键、杨黎明）

有关精液

一、精液的组成

正常男性每次射精 2～6ml。精液呈灰白色或淡黄色,刚射出体外时是胶冻状的黏稠液体,有一种特殊的味道。精液由精浆和精子组成,精子的总体积在精液中不到 10%。

二、精浆的作用

精浆是由前列腺、精囊、尿道球腺和附睾分泌的液体共同组成的混合液。精浆中含有大量激素和重要的化学物质,其主要作用有三个:

1. 免疫防护功能 精子对女性来说是外来者,当精子被排入阴道时,它们会像所有被识别出的不属于自身的东西一样被消灭。精浆降低了女性生殖道的免疫抵抗,帮助精子被女性机体所接受。

2. 保护精子 精子进入女性阴道后要历经数小时才能通过子宫和输卵管到达卵子旁边,在此过程中要面对各种危险因素,除免疫攻击外,还有阴道酸性环境和微生物的危害,大部分精子(尤其是活力差和畸形的精子)被淘汰出局,只有不到 1/10 的精子能成功地找到卵子。在这个过程中,精液降低了阴道的酸度,精液中的营养物质为精子提供了能量;前列腺液中的锌可以保护精子,防止精子膜发生变化;精囊液给精子穿上一层保护衣,加强精子的抵抗能力。

3. 增强精子的穿透力 精液刚射出后呈胶冻状,不易流动,这是精囊液的作用,目的是防止精液过快从阴道内流出。5～20 分钟后,在前列腺液液化因子的作用下,精液开始液化,并稀释宫颈黏液,降低精子通过的难度,这时精子就可以快速通过宫颈,进入子宫腔。

三、精子的结构和功能

精子由睾丸的曲细精管产生,从原始生精细胞生长到成熟精子约需 75 天,成熟精子进入附睾后需 12～25 天才能获得向前运动的能力。成熟精子的结构包括头部、颈部及尾部。

(一)头部

染色后可以看到,精子头部呈卵圆形,前端部分染色较淡,称为顶体区。顶体内含有大量酶,当接触到卵子时,顶体酶被释放出来将卵子的膜融解,能使精子头部顺利进入卵子内部。后半部分染色较深,由精子携带的 23 条染色体高度浓缩而成。

（二）颈部

精子颈部的长度与头部大体相当,内含大量线粒体,为精子能量的储备库。

（三）尾部

精子的尾部为一条细长的鞭毛状结构,是精子向前运动的推进器。实际上,精子尾部的运动方式并不是左右摆动,而是像螺旋桨一样不停地做旋转运动。

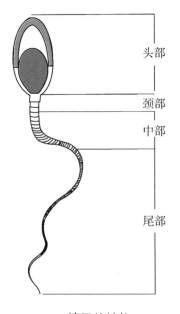

头部

颈部

中部

尾部

■ 精子的结构

四、精液分析的意义

精液分析是通过分析已生育男性的精液而得出的一个大致正常的精液标准,并用来分析不育男性能否达到这个标准。在临床上精液分析只用来分析一个男人是否具有基本的受精能力,而不能判断其配偶怀孕以后胎儿的好坏。现实中许多人认为畸形的精子和活力差的精子受精会导致后代畸形和异常。这种观点是十分错误的,因为精子受精遵循优胜劣汰的原则,无活力的精子和畸形的精子根本没有受精能力。

（金帆、梁忠炎）

影响男性生育的日常因素

一、温度

影响指数 ★★★★★

人类的精子对温度特别敏感。目前我们已经认识到适合精子生存的最佳温度是35℃左右,因而阴囊内的温度一般要比腹腔内低2℃左右,超过这个温度则可能影响精子的生成。为了维持这个温度,阴囊充分显示了它的作用,即随着外界温度的变化呈反射性舒缩。但是阴囊的温度调节功能是有限的,当人体由于某种原因引起发热(体温超过38℃)时,就超出了阴囊的温度调节范围。经研究证明,发热后可持续抑制精子发生达3~6个月。

工作节奏过快、熬夜、喜穿紧身裤、经常洗热水浴或蒸桑拿、经常暴露于高温环境的男性,其精子数常减少,生精细胞退化萎缩,精母细胞及精子细胞内出现空泡,圆形精子细胞不能发育成蝌蚪形的精子。

二、化学因素

影响指数 ★★★★

化学因素主要是人工合成的有机杀虫剂(如有机氯类、有机磷类和氨基甲酸酯类)、除锈剂、杀真菌剂、杀螨剂、食品添加剂和工业化学制品。这些化学品不仅直接造成生精细胞退变,而且可以影响雄激素合成,导致生精能力降低。食品添加剂如亚硝基化合物具有高度毒性,有诱变和致癌作用;其代谢产物透过血睾屏障作用于睾丸,降低间质细胞多功能氧化酶的活性,具有潜在改变睾丸形态的可能。工业化学制品如塑料制品在合成过程中添加的塑化剂可溶解于酒精,对睾丸产生毒性作用。

由于工业社会的发展,空气、水源及食物会受到各种化学品的污染,同时各种食品添加剂的泛滥,使国人的健康受到方方面面的危害,导致现代人的生育能力不断下降,不孕不育患者逐年增加。因此,我们要从自身做起,减少各种化学品的污染和对健康的危害。

三、生物因素

影响指数 ★★★★

精液微生物感染已成为男性不育的最重要原因之一。精液中脱落的生精细胞内有解脲支原体定位,说明早

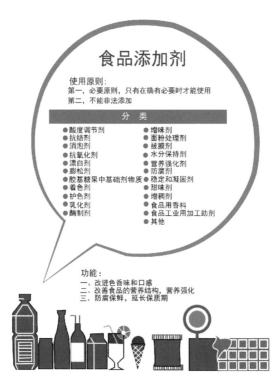

食品添加剂

使用原则：
第一，必要原则，只有在确有必要时才能使用
第二，不能非法添加

分 类	
●酸度调节剂	●增味剂
●抗结剂	●面粉处理剂
●消泡剂	●被膜剂
●抗氧化剂	●水分保持剂
●漂白剂	●营养强化剂
●膨松剂	●防腐剂
●胶基糖果中基础剂物质	●稳定和凝固剂
●着色剂	●甜味剂
●护色剂	●增稠剂
●乳化剂	●食品用香料
●酶制剂	●食品工业用加工助剂
	●其他

功能：
一、改进色香味和口感
二、改善食品的营养结构，营养强化
三、防腐保鲜，延长保质期

■ 食品添加剂种类繁多，部分种类过量使用
会影响生育功能

在精子成熟前，解脲支原体就已侵入生精细胞，破坏精子的正常发生。解脲支原体吸附于不育男性的精子表面，改变精子的流线型，使得精子运动速度减慢，运动方式改变，还造成部分精子膜损伤、结构破坏，使精子内的代谢物外溢，并且能激发机体产生抗精子抗体。

生殖系统细菌感染如大肠杆菌感染可引起精子凝集，抑制精子运动；大肠杆菌还含有弹性蛋白酶和过氧化物酶，具有杀死精子的作用。急性淋球菌感染多数可以治愈，但如果治疗不及时、不彻底则转变成慢性感染，可引起尿道狭窄、输精管堵塞，导致少精或无精。沙眼衣原体可通过尿道和输精管，并习惯寄生于附睾尾部，引起附睾尾部管道堵塞和梗阻性无精子症。

四、药物

影响指数★★★

随着社会的进步及医学的发展，

临床药物引起的性功能障碍及不孕不育等开始被人们重视。常见药物对男性生殖功能的损害（也称药源性损害）主要表现为勃起功能障碍、射精障碍、阴茎异常勃起、性欲减退或消失、男性乳房发育及男性不育。药源性性功能障碍虽然不会威胁生命，但会影响性生活质量和受精能力，也影响药物治疗的依从性。因此，对药物引起的性功能异常必须引起足够重视。现介绍几类能影响性功能的常见药物。

（一）利尿药

许多利尿药对男性的性功能有不同程度的影响，且随使用量的大小和时间的长短而有差别。

1. 噻嗪类利尿药 长期使用氢氯噻嗪、氯噻嗪、环戊噻嗪、苄氟噻嗪等利尿药，可使男性发生性功能紊乱，如性欲降低、性冷淡、早泄、勃起功能障碍等，其机制可能与药物引起的血糖升高以及钾耗竭有关。

2. 保钾类利尿药 螺内酯具有对抗雄激素的作用，长期使用易引起男性性欲减退和勃起功能障碍，并可导致乳房发育。

（二）抗高血压药

使用抗高血压药后发生勃起功能障碍和射精功能障碍的情况比较普遍。勃起功能障碍的发生率取决于抗高血压药的类型，常见的有可乐定、甲基多巴、利舍平、哌唑嗪、普萘洛尔、硝苯地平、尼莫地平及卡托普利等。

（三）降血脂药

目前使用的多种降血脂药长期应用后均有可能引起性欲下降、性冷淡、阴茎勃起障碍和阴茎异常勃起。常见的有氯贝丁酯、吉非贝特、非诺贝特、苯扎贝特、辛伐他汀及藻酸双酯钠等。以红曲为主要成分的中成药脂必妥也可引起性欲下降、阴茎勃起不坚，停药1个月后，性功能可恢复正常。

（四）激素类药物

男性长期服用雌二醇、己烯雌酚等可使性欲减退，出现射精功能障碍甚至阴茎勃起障碍。黄体酮、醋酸氯羟甲烯孕酮、二甲脱氢孕酮也可降低性欲，影响勃起功能，导致勃起障碍。肾上腺皮质激素可干扰性腺功能，从而抑制生精作用，导致生精障碍和阴茎勃起障碍。

（五）抗前列腺增生药

非那雄胺和依立雄胺为 5α-还原酶抑制剂，能抑制血清中的睾酮转化为双氢睾酮，从而使双氢睾酮的水平下降，抑制前列腺增大。其还可同时引起性功能障碍、乳房增大等。此外，治疗前列腺癌的药物如亮丙瑞林（抑那通）、戈舍瑞林、氟他胺等也可能导致阴茎勃起障碍、性欲下降及男性乳房增大。

（六）抗肿瘤药

临床上主要的抗肿瘤药有氮芥、环磷酰胺、左旋苯丙氨酸氮芥、苯丁酸氮芥、甲氨蝶呤、长春新碱、白消安、羟基脲和顺铂等。抗肿瘤药主要用于肿瘤及血液病的治疗，它们虽然对肿瘤细胞有杀伤作用，但不可避免地也伤害了正常的机体细胞。由于处于分化阶段的精原细胞增生最活跃，对细胞毒性药物也最敏感，所以抗肿瘤药可导致生精细胞死亡、睾丸萎缩、精子减少甚至无精，并可引起内分泌改变和性欲减退。因此，当生育年龄的肿瘤患者进行化疗或放疗前，最好到精子库或有精子冻存能力的医院预防性保存精子，以防止放化疗导致的生育力丧失。

五、物理因素

影响指数★★★

物理因素大致有两类，即电离辐射和非电离辐射。电离辐射是指一切能引起物质电离的辐射，包括α射线、β射线、γ射线、X射线、中子射线等，如X射线探伤及测厚仪，测水分用的中子

射线，医学上用的X射线诊断机、γ射线治疗机、放射性核素试剂。非电离辐射是指能量比较低，并不能使物质原子或分子产生电离的辐射，如紫外线、红外线、激光、微波等。非电离辐射的生物学效应主要表现为热效应，即机体把吸收的非电离辐射能转换为热能，从而引起损伤。另外，非电离辐射的生物学效应还表现为非热效应，即通过改变细胞膜的一系列生物学功能而造成细胞损害。两种效应协同，可加重组织损害。电离辐射可对睾丸造成损害，非电离辐射可引起生精细胞脱落。

我们日常工作和生活中接触电离辐射的机会较少，手机、电脑、微波炉等非电离辐射我们经常接触，甚至会每天长时间使用。一般来说，此类电器多数是比较安全的，对人类的健康和生育功能没有太大影响，但还是要引起注意，避免长时间大量接触有非电离辐射的电器。

六、饮食及营养

影响指数★★★

许多不孕不育夫妇到医院就诊时经常向医生询问有关饮食和营养方面的问题。说实话，现代人的多元化饮食

一般不会影响到男性的生育能力,但是如果偏好某些食物,摄入量过大,也可能影响生育能力。

(一)可以影响男性生育力的食物

1. **大豆** 豆类食品中含有丰富的植物蛋白,而且它的高钙量会防止骨质疏松和动脉硬化,有助于降低血脂。大豆中含有一种叫做大豆异黄酮的植物雌激素,大量食用大豆及其加工制品会造成内分泌紊乱、睾丸生精功能抑制及性功能障碍,从而引发生育问题。

2. **受污染的海产品** 海产品中含有丰富的蛋白质和各种微量元素,对人体有益无害。但是在水污染严重的地区,鱼虾类已经被污染了,如果长期大量食用,会造成体内重金属或有害化学物质积聚,对生育产生严重的影响。

3. **芹菜** 芹菜是一种常见的蔬菜,其富含的纤维素能降血压、排毒,还可以预防肠癌。偶尔食用不会对人体产生影响,但如果长期过量食用则会影响睾酮的生成,从而影响精子的质量。

(二)可以提高男性生育力的营养因子

1. **维生素和微量元素** 营养不良,尤其是维生素和微量元素的缺乏,常可造成精子发生障碍。水果和蔬菜中含有丰富的维生素,各种干果类食品中含有较多的微量元素,因此多补充一些含维生素和微量元素的食物或保健品是有必要的。天然维生素 E 具有抗氧化作用,可保护精子免于各种氧化因子的伤害,临床上常用于治疗男性不育。

2. **胆固醇** 胆固醇是合成性激素的重要原料,在动物内脏中含量最高。适量地进食肝、肾、肠等动物内脏,既可调配膳食口味,又可改善生育力。

3. **精氨酸** 精氨酸是制造精子的原料。富含精氨酸的植物性食物有冻豆腐、豆腐皮、花生仁、芝麻、紫菜、豌豆、核桃等,富含精氨酸的动物性食物有鳝鱼、墨鱼、章鱼等。

4. **锌** 锌是睾丸生精和前列腺分泌不可缺少的重要元素。锌缺乏会使睾丸萎缩,性功能减退。含锌丰富的植物性食物有花生、核桃、燕麦等,含锌丰富的动物性食物有肝、蛋、鱼、肉、牡蛎等。

要保持机体的营养平衡,平时要均衡营养,多元化饮食,养成不偏食的习惯。如果发现某方面不足,要适当进行补充。

♂ 七、吸烟

影响指数★★

众所周知，吸烟对人体各方面都会产生不良影响，主要影响呼吸系统和心血管系统。经常吸烟会使阴茎动脉硬化，管腔变细，甚至发生功能性或器质性的不完全阻塞；引起小动脉痉挛，阴茎供血不足，勃起硬度和持久能力变差；抑制精子的生成与活动能力，导致受孕概率降低；干扰生精细胞染色体的增殖和分裂，导致精子DNA损伤，从而引起配偶流产和胎儿畸形等。

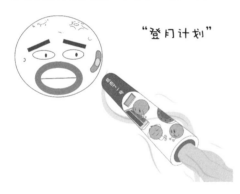

■ 过量吸烟影响生殖健康

左卡尼汀是精子在附睾中获得运动能力和成熟的关键物质，为精子在附睾中成熟提供能量来源。烟草中的有害物质能降低附睾中左卡尼汀的浓度，引起精子质量下降。吸烟还可导致阴茎动脉收缩，使睾丸和附睾的血流

动力学发生改变，阻碍精子的发生和成熟。

另外，吸烟对男性生育的影响与吸烟的量和持续时间密切相关。吸烟量越多，持续时间越长，对精子的损害就越大。因此，控制吸烟，同时保护非吸烟人群免受烟草危害应该成为我们的共识。

♂ 八、饮酒

影响指数★★

饮酒的历史可以追溯到几千年前。几千年来，酒的文化不断丰富和发展，已经成为人们日常生活中不可或缺的饮品。酒精对人体的影响具有双面性，既有正面的，也有负面的。适量饮酒可以强心提神，助气健胃，消除疲劳，促进睡眠；可以扩张血管，使脑血流量增加，从而引起大脑兴奋，疲劳感消失；由于酒对味觉、嗅觉的刺激作用，可以反射性地增加呼吸量和增进食欲。

酗酒对人体的伤害是巨大的，尤其是空腹喝酒影响更大。酒精主要伤害肝脏、胃、胰腺等消化器官，同时还可使心脏、神经及肾脏等受损。酗酒对生殖系统的影响主要有以下几个方面：①乙醇及其主要代谢产物乙醛可

抑制睾丸中参与睾酮合成的酶,从而间接影响精子的生成;②直接损伤睾丸的生精细胞,使精子生成减少,导致男性生育力低下;③酒精对精子的直接作用引起精子形态改变,包括头端破裂、中段膨胀和尾端卷缩;④增加体内自由基的含量,降低精子的活力;⑤干扰生精细胞的分裂和精子 DNA 的合成,影响胎儿发育,引起配偶流产或胎儿畸形;⑥使前列腺充血,诱发前列腺炎;⑦慢性酒精中毒可损害周围神经,导致人体触觉失敏,对性刺激的感觉迟钝,影响勃起功能和射精功能。

少量饮酒有益健康,对生育无害,而酗酒和醉酒既伤身,又影响生育。因此,对于有生育要求而又喜欢饮酒的男士来说,饮酒要有所节制。

九、睡眠

影响指数★★

人类一生中有 1/3 的时间是在睡眠中度过的,良好的睡眠是体力恢复和维持健康的重要保障。同样,良好的睡眠也可维持精子的正常分化和成熟,使精子保持良好的活力。如果长期睡眠不足,可导致性功能下降,使精子数量和活力下降,畸形率增高,导致生育力减退。因此,对于睡眠不良的人群来说,要警惕不育的风险。

(徐键、李乐军)

影响男性生育的疾病

一、生殖系统感染

影响指数 ★★★★★

（一）睾丸炎

1. 腮腺炎性睾丸炎 这是临床上最多见的睾丸炎。腮腺炎性睾丸炎由病毒引起，在并发睾丸炎之前多数先发生腮腺炎。常见于青少年时期，表现为双侧腮腺肿痛，并逐渐发生单侧或双侧睾丸肿大、疼痛。如果治疗及时，少数人可不影响生育，但是大部分双侧睾丸炎患者成年后均可引起睾丸不同程度的萎缩，导致生育力降低，严重者生精功能完全丧失；单侧睾丸炎则很少引起不育。

2. 细菌性睾丸炎 很少见。细菌性睾丸炎常继发于睾丸外伤、全身感染等情况，表现为睾丸肿痛和发热。

3. 结核性睾丸炎 很少见。结核杆菌通过输精管或血液循环进入睾丸引起炎症，表现为睾丸无痛性肿大和低热。

因此，一旦发现腮腺肿大或睾丸疼痛、坠胀等症状，要及时去医院找专科医生，以免延误病情，导致不育。

（二）附睾炎

1. 急性附睾炎 这是由大肠杆菌、变形杆菌、葡萄球菌等引起的附睾急性炎症，一侧常见，也可发生在双侧。急性附睾炎表现为附睾肿大、疼痛及坠胀感，可伴有低热。晚期瘢痕组织形成，管腔闭塞，可造成不育。

2. 慢性附睾炎 一部分继发于急性附睾炎；大部分一开始就是缓慢发生的，患者没有感觉或有轻度附睾坠胀感，往往不引起注意。查体时发现单侧或双侧附睾肿大，质地硬，表面不光滑，部分患者有触痛。双侧附睾炎往往是造成梗阻性无精子症的原因之一。

3. 附睾结核 结核杆菌可通过输精管进入附睾管，引起输精管和附睾的慢性炎症，大多为双侧，表现为附睾肿大，无明显疼痛。少数患者炎症可穿破皮肤，引起阴囊流脓，难以愈合。查体时可发现双侧附睾肿大，表面不光滑，输精管增粗、变硬，呈串珠状。

因此，对于急性或慢性睾丸和附睾肿大、疼痛或全身结核，要及时诊断治疗。

（三）输精管炎

一般的感染多数不会导致输精管堵塞。细菌、衣原体或支原体等微生物一般会沿输精管进入附睾管内增殖，导致附睾管堵塞,而很少引起输精管堵塞。结核杆菌会引起整个输精管及附睾管的炎症和堵塞,其表现及诊断治疗同附睾结核。

(四)前列腺炎

前列腺分泌的前列腺液是精液的主要成分之一,占精液的 30%～40%。正常的前列腺液内含有多种蛋白酶及微量元素,与精液液化及精子的活动力有密切关系,其中的锌对维持精子的正常活力有重要作用。

慢性前列腺炎是生育期男子常见的疾病,其临床表现多样,最常见的症状主要有三类:

(1)排尿症状:如尿频、尿痛、尿不尽、尿道滴白等。

(2)疼痛:主要表现为会阴、耻骨区或腰骶部坠胀、酸痛,个别患者有射精痛。

(3)精神症状:如失眠、多梦、烦躁,严重者可发生抑郁、性欲减退和勃起功能障碍。

从理论上讲,当前列腺发生炎症时,对精液的量、质及成分都会造成影响,从而可能引起不育。但从临床来看,大多数慢性前列腺炎患者的生育能力并没有受到太大影响,这是因为他们的前列腺炎并不是持续发作,症状时轻时重,而且前列腺的病理改变不明显,对前列腺液的正常分泌没有产生大的干扰。少数患者虽然会发生不育,但应认识到,引起不育的原因很多,如过分强调慢性前列腺炎,往往会忽略其他原因,从而延误治疗时机,也可能加重患者对本病的恐惧感。

如果夫妻双方经系统检查未发现其他引起不育的原因,也不必过分紧张,因为约 90%的前列腺炎是慢性非细菌性炎症,故对其配偶及后代的健康是无影响的,一般也不会引起性功能障碍。同时,慢性前列腺炎是可以治愈的。除了药物治疗外,生活中要注意避免久坐、戒酒和忌辛辣食物,多饮水,性生活要规律。另外,如有上述前列腺炎的症状,要到正规医院检查治疗,不可到一些广告满天飞的非正规医院去,他们往往夸大前列腺炎的危害,不但花了冤枉钱,而且会加重心理负担。

(五)精囊炎

精囊液是组成精液的重要部分,占精液量的 60%～70%,内含精液凝固因子、果糖等重要物质,可以碱化精液,为精子提供能量,同时可保持精液的凝固状态。长期精囊炎可引起精子活力降低、精液量减少而导致不育。

精囊炎在男性中比较常见，多数是尿道或前列腺内的病原微生物逆行进入精囊引起的。其常见症状有血精，会阴坠胀不适、疼痛，射精痛，精液量减少。如有上述症状，不管是否伴随生育问题，都应到医院检查治疗。经直肠的超声检查比较直观，往往可以看到精囊肿大，边缘毛糙，少数可伴有钙化。实验室检查可见精液中白细胞增多及酸度升高。也有少数患者症状不明显。

平时的预防措施和前列腺炎大体相同。

二、精索静脉曲张

影响指数★★★★★

精索静脉曲张是引起男性不育的一个重要原因。据分析，正常男性人群中精索静脉曲张的发生率约为10%，而在不育人群中的发生率可约达40%。男性左侧精索静脉长为40~50cm，由于左侧精索静脉行程长并呈直角进入肾静脉，且受乙状结肠、主动脉、肠系膜上动脉的压迫，使左侧精索静脉曲张的发病率占总数的80%以上。如果同时伴有静脉瓣膜功能不全，血液将倒流入阴囊内的精索蔓状静脉丛，可导致睾丸静脉血液淤滞、代谢产物积聚、局部缺血缺氧，引起睾丸病变。单侧精索静脉曲张通过血管交通支影响对侧。精索静脉曲张还可使睾丸温度升高，最终造成精子发生障碍。

（一）常见症状

单侧或双侧阴囊坠胀不适、酸痛，长时间站立或跑步时症状加重。体格检查时发现左侧精索增粗。

（二）分类

根据体检情况可将精索静脉曲张分为以下三度：

1. **轻度** 肉眼看不到曲张，用手触摸曲张也不明显，增大腹压时能摸到曲张静脉。

2. **中度** 肉眼看不到曲张，用手可触摸到曲张静脉，增大腹压时曲张更明显。

3. **重度** 肉眼能看到曲张的静脉团，增大腹压时曲张静脉更加明显。除了检查到静脉曲张外，还伴有阴囊的改变，如阴囊温度升高，睾丸逐渐变小、变软。

因此，如果男性有阴囊坠胀不适、酸痛，或者睾丸变小变软，或者存在精子质量降低，同时伴有精索静脉曲张，应及时到医院检查治疗。

三、性功能障碍

影响指数★★★★

男性的性功能主要包括性欲、勃起、性交、性高潮、射精等几个方面，也是男性性反应的几个阶段，或者称为一系列的连锁反应。其中任何一个环节发生故障，均属于性功能障碍。如果这种功能障碍影响了精液输入女性生殖道，就会导致不育。

男性的性功能障碍主要包括性欲障碍、勃起功能障碍、射精功能障碍等。性欲障碍包括性欲减退和性欲亢进。这是两个极端，前者可致性交频率降低、射精障碍，导致不育。阴茎勃起功能障碍（ED）是指在有性刺激和性欲的情况下，阴茎不能充分勃起以达到满意的性交。

（一）勃起功能障碍

勃起功能障碍英文简称ED，也就是我们常说的"阳痿"，但是因为"阳痿"一词带有明显的贬义，现已被医学界弃用。ED是男性常见疾病，特别是随着年龄的增长，发病率明显增高。近年来年轻人群中ED的发生率也有增高的趋势，可能与环境污染、社会压力增加、缺少运动、高脂饮食和肥胖等因素有关。

ED可由阴茎本身的病变引起，也可由全身疾病或心理因素引起。临床上一般将ED分为心理性ED、器质性ED和混合性ED，器质性ED又分为神经性ED、血管性ED和内分泌性ED。ED的常见原因有心理障碍、阴茎或脊髓外伤、动脉硬化、静脉瘘、糖尿病、内分泌异常、药物等。

勃起功能往往是男性健康的一个风向标，如果勃起能力下降了，说明身体某一方面已经出了问题，应及时到医院查明原因。另外，勃起功能问题是一个比较隐私的话题，多数人往往羞于就医，从而延误了病情。同时，ED可以打击男人的自尊心和自信心，导致不育，影响夫妻感情和家庭稳定。因此，ED问题应引起社会的广泛重视，要加强对男性的关爱。

（二）射精功能障碍

1. 早泄 早泄是男性性功能障碍的常见病之一。早泄是指阴茎还未插入阴道或插入阴道后不足2分钟即射精。有补充认为阴茎插入阴道后抽动不足20次或50%以上不能使女方获得性满足也是早泄。早泄分为原发性早泄和继发性早泄，前者是指刚开始有性生活时就有早泄；后者是指刚开始性生活时无早泄，后来逐渐出现早泄。

早泄多数不会导致不育;少数男性在性交时阴茎还未及插入阴道就在女性体外射精,如果每次性交都是如此则可影响生育。早泄也会对男性的心理产生不良影响,导致男性对性生活产生焦虑、自信心降低甚至恐惧,从而引起性生活质量下降、次数减少,严重者可引起心理性勃起功能障碍或夫妻矛盾。

2. 不射精症　不射精症是指在正常性交过程中不能射精。不射精症患者往往在手淫时可以射精,而阴茎插入阴道后射精困难。其原因多为功能性的,以心理因素和性知识缺乏为主。器质性者少见,多为神经病变、糖尿病、药物及外科手术损伤等所致。

3. 逆行射精　逆行射精是指患者性交时有性欲高潮及射精感觉,但没有精液从尿道口射出,精液随射精动作从后尿道逆行进入膀胱。正常人在性交过程中随着性兴奋的递增,精液逐渐泄入后尿道,在达到性高潮时出现射精,此时膀胱颈部在交感神经支配下关闭,阻止精液向后逆流进入膀胱,而使精液由尿道外口射出。逆行射精的原因以器质性多见,多数患者有神经病变、糖尿病、外科手术或后尿道损伤等病史。

四、染色体异常

影响指数★★★★

染色体异常引起不育最常见的是克氏综合征,其次是Y染色体微缺失,另外还有卡尔曼综合征、47,XYY综合征和46,XX男性综合征等。此类疾病难以早期发现,往往导致少精或无精,对男性的生育力造成较严重的后果,而且治疗也比较困难。

(一)克氏综合征

患者染色体为47,XXY,比正常人多一条X染色体。成年后表现为身材高大、体型女性化、皮肤细嫩、胡须和阴毛稀少及小睾丸,多数患者精液中无精子,个别为严重少精。临床表现比较典型,有经验的男科医生通过外貌特征就可作出基本诊断。在治疗方面往往没有非常有效的方法,多数患者需要精子库供精进行人工授精来获得非遗传学后代。

(二)Y染色体微缺失

Y染色体微缺失是染色体异常导致不育的第二位因素,占到少精和无精患者的10%左右。Y染色体微缺失的原因是父亲的生精细胞在进行减数分裂变成精子时,Y染色体掌控生精区域的一部分发生了丢失。Y染色体短臂是男性性别决定区,称为 SRY 基因;长臂主要决定睾丸的生长和发育,称为 AZF 区域,又分为 a、b、c 三个主要区域,任何一个区域缺失都可以导致睾丸发育异常和生精障碍。

本病临床表现不典型,外观为正常男性,没有女性化特征,对身体健康无影响,但是多数患者的睾丸比正常人小。也有一部分患者的睾丸大小正常,只有在结婚后不能生育时才被发现。因此,在临床上,对于无精或少精患者都要进行 Y 染色体微缺失的检测,以明确病因。部分找到精子的患者可以进行试管婴儿治疗,而且最好选择女婴,以免生出的男婴将来无生育能力。

(三)卡尔曼综合征

卡尔曼综合征是由于胚胎基因突变导致下丘脑及嗅神经发育不全,患者没有正常嗅觉。部分较轻的患者保留了嗅神经和正常嗅觉,称为特发性低促性腺激素性性腺功能减退症(IHH)。因为下丘脑发育不全,青春期时不能释放激素,结果身体和生殖器官得不到大脑的指令,第二性征不能发育,没有胡须、喉结,皮肤细嫩,身材较矮小,阴茎和睾丸不发育,没有阴毛,青春期后仍像儿童一样。如果青春期或青春后期及时治疗,可促进外貌和生殖器的进一步发育,并有可能产生精子,部分恢复生育能力。如果成年后再治疗,多数患者治疗效果不满意。

(四)47,XYY 综合征

临床上比较少见。其原因也是父亲的生精细胞在变成精子的过程中发生了异常,导致有两条 Y 染色体的精子受精怀孕,结果出生的男婴比正常男性多了一条 Y 染色体。患者主要表现为身材高大,智力较差,具有脾气暴烈易激动等反社会性格。少部分患者可有生育能力;大部分患者为少精子症,需要辅助生殖治疗。

(五)46,XX 男性综合征

临床上不多见。其原因同样是父亲的生精细胞在变成精子的过程中发生了异常。正常情况下,带有 X 染色体的精子受精后应生出 46,XX 的女婴,但是来自父亲的 X 染色体上携带了 Y 染色体上才有的 SRY 基因(即男性决定基因),结果生出了 46,XX 的男性,而 Y 染色体上决定睾丸发育和生精的基因并没有带过来,导致睾丸不能发育和生精。其外貌特征类似克氏综合征患者,女性化比较明显,只是身材比克氏综合征患者矮小。

五、创伤和手术

影响指数★★★★

（一）创伤

男性外生殖器暴露于体外，没有骨骼等的保护，容易发生外伤。阴囊部位外伤后，如发生睾丸萎缩，则对生育能力有影响。尤其是严重的外伤，即使损伤了一侧睾丸，也可能会引起严重后果，因为血睾屏障受损，诱发产生抗精子抗体，导致不育。如果双侧睾丸损伤，可能会引起睾丸萎缩，导致少精或无精，但此种情况少见。

阴茎外伤或骨盆骨折可引起尿道狭窄、逆行射精或继发勃起功能障碍，都有可能导致不育。外伤截瘫患者常有睾丸功能减退、勃起功能障碍、不射精和逆行射精，引起不育。

（二）手术

睾丸肿瘤在青年男性中并不少见，除了切除患肿瘤的睾丸外，还要进行根治性腹膜后淋巴结切除术及必要的放疗和化疗，对生育功能的影响很大。睾丸肿瘤主要表现为患侧睾丸的无痛性增大，睾丸质地变硬。如果自检时发现睾丸增大，要及时就医。如果患者未曾生育过，在治疗前最好到精子库或正规生殖专科医院冷冻保存精子。

许多男性在幼年时往往因为腹股沟斜疝或精索鞘膜积液进行手术，但是小儿的输精管非常细，容易导致输精管被结扎或切断（特别是双侧手术），成年后多因为不育到医院就诊，检查精液中少精或无精，而睾丸大小是正常的。此类患者需要进行手术将误扎断的输精管接起来，有望恢复生育能力。部分男性曾经做过输精管结扎术，如果需要恢复生育能力，就需要再次手术连接输精管。如果曾做过前列腺或膀胱手术者要当心了，术后有可能引起勃起功能障碍、逆行射精或不射精，从而导致不育。

六、输精管道发育异常

影响指数★★★

输精管道包括附睾管、输精管、射精管和尿道，其中任何一处发生异常，精子运行和排出发生障碍，均可导致不育。输精管道异常有先天性发育异常和后天性梗阻两类，前者包括先天性附睾睾丸分离、先天性附睾发育不全、先天性输精管及精囊发育不全或缺如（CBAVD）、先天性射精管梗阻等，后者多为感染、外伤或手术所致。

CBAVD在临床上是一种比较常见的先天性发育异常，但是许多男科医生及患者对此种疾病缺乏足够的认识。CBAVD 的病因不是很明确,国外报道 80% 的 CBAVD 患者与染色体上的 CFTR 基因突变有关,但国内检测 CFTR 基因多数患者没有异常。患者的身体健康不受影响,体检时男性特征正常,睾丸发育正常,但不能摸到双侧输精管或只摸到一侧输精管。因为现阶段科技水平还不能造出替代输精管的人工管道,所以只能通过睾丸穿刺取精进行试管婴儿来获得后代,但是如果出生男性婴儿,将来患 CBAVD 的风险比一般人群稍高。

七、隐睾症

影响指数★★★

睾丸在胚胎期位于腹膜后,随着胚胎发育逐渐下降,出生前进入阴囊。若在下降过程中停留在任何其他部位,如腰部、腹部、腹股沟管,则称为隐睾症。隐睾是因为男性胎儿在母体内的发育受到干扰所致,一般单侧多见,双侧隐睾少见一些。隐睾症患者的睾丸可停留在阴囊上部、腹股沟或腹腔内,隐睾位置越高,对生精功能的影响就越大,同时发生睾丸癌的可能性也越大。如果只是单侧隐睾,大多数患者可有生育功能,但单侧隐睾症患者的不育发

生率明显高于正常人;如果是双侧隐睾,多数患者无精子或是严重少精子,无自然生育能力。

隐睾症患者自幼一侧或双侧睾丸不在阴囊内,有的可在腹股沟摸到活动的睾丸,如果发生肿瘤,可在短时间内增大、变硬,但没有疼痛。隐睾症的最佳治疗时机是在 2 岁之前。对单侧隐睾,应在 2 岁前手术将睾丸降至阴囊固定。如果是双侧隐睾,1.5 岁前可观察,部分患儿的睾丸可能自行降至阴囊;如果 1.5 岁时双侧睾丸仍未下降,可肌内注射绒毛膜促性腺激素(HCG),总量为 20000 IU,如注射后仍未下降,2 岁前必须手术将睾丸降至阴囊。对于青少年及成年隐睾,手术虽然不能逆转睾丸的病理改变,但仍有意义:①可降低睾丸癌的发生率,并有利于早期发现肿瘤;②减少睾丸受伤的机会;③对患者的心理产生积极影响。如果隐睾的位置太高,无法降至阴囊,单侧隐睾可切除,双侧隐睾可行睾丸自体移植术。

八、阴茎、尿道发育异常

影响指数★★

阴茎、尿道的先天性发育异常主要有隐匿性阴茎、小阴茎、尿道下裂、

尿道上裂及尿道憩室等。由于阴茎、尿道异常，导致阴茎不能插入阴道或精液不能正常射入阴道内而造成不育。多数阴茎、尿道异常在幼年时曾进行外科矫正治疗，但部分患者由于效果不理想而影响了性交和生育，必要时可进行辅助生殖技术治疗。

♂ 九、心理异常

影响指数★★

生育不仅要有健全的生殖生理功能，而且还与夫妇的生活环境、心理因素密切相关。要保持人体各器官的功能处于正常状态，必须依靠自主神经和内分泌系统的调节，而不良的心理因素会破坏机体的各项功能，使得男性的睾丸功能失调，甚至可能造成不育。

心理异常如抑郁、恐惧、痛苦、焦虑、失眠等可引起性欲减退，性生活难以达到性高潮，甚至出现心理性勃起功能障碍。此外，心理异常可通过神经系统作用于下丘脑和垂体，继而导致机体内分泌紊乱，抑制睾丸的生精功能而使精子质量下降，引起不育。同时，不育和性功能障碍会进一步增加心理压力，形成恶性循环，加重病情。

十、全身疾病 ♂

影响指数★★

在临床上，许多全身性的疾病会不同程度地干扰男性生殖活动的某一个或几个环节，造成不育，其中主要有糖尿病、高血压、肝肾功能不全及恶性肿瘤等。

糖尿病可引起勃起功能障碍、逆行射精或不射精，均可影响男性的生殖活动而导致不育。糖尿病引起的神经及血管病变是造成器质性勃起功能障碍及射精障碍的主要原因，同时可影响内分泌系统和睾丸功能，导致精子数量和质量降低。

高血压可导致血管硬化、阴茎勃起功能障碍，同时服用的降压药物也可引起勃起功能障碍和精子质量损害，导致不育。

肝肾功能不全患者体内毒素、代谢废物及过多的雌激素积聚，可导致身体虚弱、性欲减退、性功能障碍及对睾丸精子的直接损伤。

（李乐军、王利权）

第一次就诊

一、如实提供病史

病史询问是男性不育诊断的第一步，如实提供病史在男性不育诊断中具有重要意义。医生对男性不育患者需全面了解家族史、婚育史、性生活史和其他对生育可能造成影响的因素，还应简要了解女方的病史。其中重点是婚育史及性生活情况，这会给医生提供不育原因和严重程度的判断。此时，男性不育患者需放下心理压力，配合医生的询问，如实提供病史，这样有利于医生作出准确的判断。

二、男科医生最常问的问题

（1）结婚时间或性生活开始的时间。

（2）从何时开始不采取避孕措施。

（3）性生活是否和谐。

（4）每周或每月性生活的频率。

（5）勃起功能及射精功能是否正常。

（6）与配偶或其他女性是否曾经怀孕或生育。

（7）何时怀孕，结局如何（如自然分娩、剖宫产、引产、人工流产、难免流产、宫外孕）。

（8）是否进行过专科检查，结果如何。

（9）是否曾进行过治疗，具体的治疗方法及疗程，效果怎样。

（10）女方是否做过生育方面的检查，结果如何。

（11）以前是否患过腮腺炎、睾丸炎、附睾炎、结核及肿瘤等疾病。

（12）是否做过手术，特别是泌尿生殖系统手术（如尿道狭窄手术、腹股沟疝修补术、鞘膜积液切除术、输精管结扎术、隐睾手术、精索静脉曲张手术）。

（13）是否受过外伤，特别是睾丸损伤、脊髓损伤、骨盆骨折、尿道断裂、膀胱损伤等。

（14）家族中有无遗传病、两性畸形、不育症及精神病等患者，是否为近亲结婚。

（15）是否用过暂时或持续干扰精子活动的药物，如化疗药物、激素、降压药等。

（16）是否接触过毒物、化学物质（如铅、汞、磷等）及放射线，是否从事高温作业。

（17）有无吸烟、嗜酒、吸毒或其他不良嗜好。

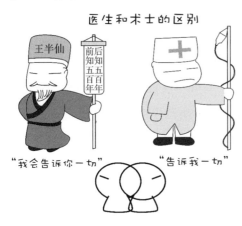

医生和术士的区别

王半仙
前后知知五五百百年年
"我会告诉你一切"
"告诉我一切"

■ 病史询问对男性不育的病因和诊断有重要意义

♂ 三、体格检查

迄今为止，体格检查在男性不育的诊断中还无法用其他方法替代，往往有很多病因的线索会被负责任而又富有经验的男科医生发现，所以男科医生要尽可能认真细致地完成这个步骤。

简单地说，男性不育的体格检查包括以下方面：

（一）全身检查

重点注意体形及第二性征（如皮肤、胡须、喉结、身高、乳房）。

（二）生殖器官检查

检查有无生殖器官畸形、瘢痕、硬化斑块、皮疹、溃疡、赘生物、肿块，睾

丸的位置、质地、体积，还要检查附睾和输精管有无结节、疼痛或缺失等情况，有无精索静脉曲张、鞘膜积液等异常。嘱患者做增大腹压的动作，检查是否存在精索静脉曲张并予以分度。如有病情需要，进一步做直肠指检及前列腺检查。

体格检查是医生询问病史之后的又一次全面的了解和排查，直接影响到医生对病情的判断。一个优秀的男科医生通过病史询问和体格检查就可对某些疾病得出大概结论，并对生育结局作出预测。

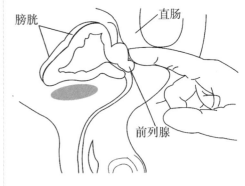

膀胱　　　　　直肠
前列腺

■ 前列腺按摩示意图

四、必做的辅助检查

（一）精液分析

1. 项目及意义　首先，精液分析是判断男性基本生育能力和不育严重程度的重要指标，也是诊断男性不育的

基础;其次,精液分析也为女性不孕的诊断及治疗提供了参考;第三,精液分析可为辅助生殖治疗提供重要的参考依据,并对精子进行人工筛选。

精液分析包括精液的量、酸碱度(pH)、液化时间以及精子的浓度、活动力(分三级)、形态学(畸形率)分析。除了精子常规分析外,还有精浆生化指标的检测,目前常用的检测项目有顶体酶、α-葡萄糖苷酶、酸性磷酸酶、果糖、精浆锌、白细胞、肉毒碱及抗精子抗体等。精浆生化检查对于了解附属性腺功能、精子功能及查找病因均有重要意义。

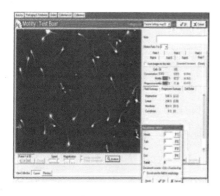

■ 现在的精液分析多采用计算机辅助分析系统

2. 优点 精液分析是男性不育诊断的基础,具有取材方便、无创伤、检查直观明了等优点。大部分患者通过精液分析即可了解其生育水平的高低。

3. 缺点 精液分析虽然在诊断和治疗不孕不育中不可或缺,但它也有一定的局限性:①精液分析的结果只能用来诊断男性不育及其严重程度,但不能判断这个男性一定具有或者不具有生育能力;②精液分析不能明确不育的病因,必须结合其他检查综合判断;③精液分析结果有一定的时效性,一般不超过 3 个月;④精液分析不能用来判断受孕以后胚胎的结局;⑤精液分析存在着许多干扰因素和一定的误差,同时男性的精液质量是动态变化的,如果第一次检查结果不正常,需要再重复检查 1～2 次。

4. 注意事项

(1)在取精阶段,要在距离上一次射精后 2～7 天内到医院取精化验,少于 2 天或超过 7 天都将影响结果的准确性。

(2)最好用手淫法取精,不能用市售的避孕套取精(一般避孕套都含有杀精成分)。

(3)如果手淫不能取精,也可用性交后体外排精的方法。

(4)要充分射精。

(5)精液不能遗漏于取精杯外面。

(6)取出的精液应在 1 小时内送检,并告知检验员取精时间,最好不要超过1小时。

（7）如果环境温度低,送检时精液要贴身保温。

（8）精液不得受到其他物质（如尿液、唾液)的污染。

5. **收费标准** 根据浙江省卫计委及物价局的现行收费标准，精液常规的人工检测费为20元,机器检测费为60元（现阶段人工检测大多被机器检测所取代）；精子形态检测费为200元;精浆生化检测项目较多,一般每项收费80～100元不等。

（二）生殖激素检测

1. **适应证** 少精子症、弱精子症、无精子症及睾丸体积小于正常,青春期第二性征及外生殖器发育不良,两性畸形,女性不孕症,下丘脑-垂体疾病,勃起功能障碍。

2. **优点** 生殖激素包括黄体生成素(LH)、卵泡刺激素(FSH)、睾酮(T)、孕酮(P)、雌二醇(E$_2$)及泌乳素(PRL)等，除了用于判断体内雄激素和雌激素水平外,还可判断睾丸及下丘脑-垂体系统的功能。通过人体内多种激素水平的变化就可诊断出许多疾病,还可寻找不孕不育的病因,为临床医生的诊断及治疗提供重要的参考。

3. **缺点** 生殖激素检测也有一定

的局限性,许多激素水平会受到人体生物节律、饮食或药物的影响,结果会出现偏差,影响医生的诊断和治疗。

4. **注意事项** 生殖激素检测要求患者上午空腹抽血,检查前保证充足的睡眠和休息。检查前半个月内禁止使用影响内分泌水平的药物,禁止食用激素水平较高的食物（如动物的睾丸和卵巢）。

5. **收费标准** 根据浙江省卫计委及物价局的收费标准,生殖激素中每个小项收费30元左右。

（三）男科超声检查

男科超声检查在诊断和治疗男性不育的过程中能发挥重要作用,需要经过专业培训和有丰富经验的超声科医生来完成。

1. **适应证** 男性不育,前列腺疾病,排尿异常,不明原因的血尿,精囊疾病,附睾、睾丸疾病,精索静脉曲张。

2. **优点** 男科超声对于男科疾病的诊断非常重要,一个专业的男科超声医生可以准确测量睾丸的体积,同时对睾丸、附睾、输精管、射精管、精囊及前列腺的各种炎症、梗阻、肿瘤、损伤和先天性异常进行准确诊断及定位,还能准确测量精索静脉的宽度,观察有无血液反流的现象。另外,在某些男科疾病的手术过程中可通过超声引导进行治疗。因此,超声在男科疾病的诊断及治疗中有重要的指导意义。

3. **缺点**　超声可以发现器质性病变,也就是肉眼可见的病变,但对于一些器官的功能性改变无能为力。超声检查有一定的主观性,不专业的男科超声诊断有可能会误导临床医生,因此男科超声医生必须经过系统正规的培训方可上岗。

4. **收费标准**　根据浙江省卫计委及物价局的收费标准,超声检查按部位进行收费,一般每个部位约60元。

(黄荷凤、张峰彬)

第二次就诊

♂ 一、精液分析复查

如果精液分析正常，那么只要一次就够了。如果第一次精液分析不正常，那么最好隔1～2周再重复检查一次。如果前两次检查结果差异较大，还需要进行第三次精液分析，并排除精液分析过程中可能出现的人为误差。

♂ 二、精浆生化分析

对于少精子症、弱精子症、无精子症及畸形精子症患者，还要进行精浆生化分析，如抗精子抗体、中性 α-葡萄糖苷酶、顶体酶、酸性磷酸酶、果糖及白细胞等的检测，以了解附属性腺的功能及是否存在炎症等。

♂ 三、染色体及 Y 染色体微缺失检查

对于重度弱精子症、少精子症及无精子症患者要进行染色体检测及 Y 染色体微缺失筛查，因为此类患者中染色体及 Y 染色体异常的发生率明显高于生育能力正常的人群。及时排查，有利于后续的诊断及治疗。

♂ 四、精子 DNA 碎片检测

精子的头部内含有男性高度浓缩的 23 条染色体，在某些不良因素的作用下，一部分 DNA 受到损伤脱落，如果 DNA 碎片超过 30%，则可能引起不育或受孕后胚胎异常。因此，可通过精子 DNA 碎片检测来寻找不育或自然流产的原因，同时对试管婴儿治疗的结局有一定的预测价值。

♂ 五、睾丸活检及病理诊断

对于严重少精子症、无精子症及隐匿精子症，同时单侧睾丸体积≥6ml 的患者，结合生殖激素水平、超声及染色体检查的结果，如果睾丸穿刺找到精子的可能性较大，可以进行睾丸穿刺取精及病理学诊断，以了解睾丸的生精功能；如果穿刺找到精子的可能性较小，则进行睾丸切开显微取精，可以明显提高精子的检出率。找到精子后可以冷冻保存，便于以后进行试管婴儿治疗。

（黄荷凤、张峰彬）

读懂检查得出的结论并确定不育原因

一、精液常规

精液常规化验单显示的参数很多，但其中比较重要的是精液量、精液酸碱度、精液液化时间、精子浓度及精子总数、精子活动力。需要说明的是，精液常规一般由计算机辅助精液分析系统检测，简称 CASA 系统，其中不包括精子形态分析。

（一）精液量

精液量正常值≥1.5ml。如果精液量过少，要询问患者取精时有没有将精液漏到取精杯外面或者射精不充分。如果有上述情况，不管其他结果如何，最好择日再复查一次精液。有的患者平时射精量就偏少，这本身就可能是引起不育的一个因素，要进一步行生殖激素和超声检查，寻找原因。

（二）精液酸碱度

正常精液的 pH≥7.2。如果精液 pH＜7，说明精液偏酸，有可能患有精囊炎或泌尿生殖道其他感染，也有可能和饮食有关。如果精子的其他参数是正常的，可暂时不必处理，隔一段时间再复查精液；如果精子的其他参数不正常，应进一步寻找原因。

（三）精液液化时间

一般精液的液化时间为射精后15～40 分钟，如果超过 1 小时还没有液化，说明精液液化不良。精液的液化时间是动态的，如果第一次不液化，应该间隔 1～2 周后再复查一次精液常规。精液的液化因子由前列腺分泌，如果液化不良，说明可能有前列腺炎症，应进一步检查前列腺液、精浆生化及超声明确有无前列腺炎症存在。多数前列腺炎患者病情较轻，不难治愈，对男性生育能力的影响不大，无须过分担心。

（四）精子浓度及精子总数

每毫升精液中精子浓度正常值≥1500 万，每份精液的精子总数≥3900万。如果多次检查精子总数＜3900 万或每毫升精液中精子浓度＜1500 万，则可诊断为少精子症；如果每毫升精液中精子浓度＜500 万，称为重度少精子症。其原因可能是睾丸本身生精功能不足，也可能是输精管道发生了不完全性梗阻，精子排出不畅。需要结合病史及体格检查，并进一步检查精浆生化、生殖激素、超声、染色体及 Y 染色体等项目，明确少精子症的病因。

（五）精子活动力

世界卫生组织（WHO）《精液分析手册》（第5版）规定，精子活动力分为三级：前向运动精子（PR）、非前向运动精子（NP）和不活动精子。精子活动力正常值：PR≥32%或PR＋NP≥40%。如果小于此数值，则称为弱精子症。对于第一次检查不正常的患者，需要隔1～2周重复检查精液。如果多次检查均为弱精子症，需要结合病史和体检，再进行精浆生化检查和超声检查，明确有无生殖系统炎症及精索静脉曲张等疾病。

（六）无精子症的诊断

如果精液至少三次离心检查后没有找到精子，称为无精子症。无精子症分为梗阻性无精子症（OA）和非梗阻性无精子症（NOA），前者是由于各种因素导致的精子运输管道阻塞或输精管道发育不完整，后者是多种因素导致的睾丸本身生精能力缺失。无精子症患者应进一步检查精浆生化、生殖激素、男科超声、染色体及Y染色体等项目，明确是OA还是NOA。必要时进行睾丸穿刺及病理检查，以明确睾丸生精功能、判断预后及制订治疗方案，并可取出精子冷冻保存，以备下一步的试管婴儿治疗。

二、精子形态分析

精子形态分析不能由CASA系统进行，而是人工完成的，需要先对精液进行涂片、固定、染色等多个步骤，再在显微镜下观察至少200个精子。世界卫生组织《精液分析手册》（第5版）规定，严格标准下，正常形态精子≥4%。也就是说，精子畸形率不能高于96%。但此标准对于精子形态检测过于严苛，国内多数学者认为正常形态精子≥15%比较合适。

如果精子畸形率过高，可能与精索静脉曲张、生殖系统炎症、发热、接触高温、疲劳、睡眠不足、精神紧张、醉酒、物理化学损害、服用某些药物或肝肾功能不全等多种原因有关，需结合病史和体检，进行精浆生化和超声等检查，明确病因。

三、精浆生化

精浆生化包括抗精子抗体、顶体酶、中性α-葡萄糖苷酶、果糖、酸性磷酸酶、白细胞过氧化物酶、弹性硬蛋白酶、肉毒碱等的检测。通过精浆生化检测可以对生殖系统内某个或某些附属腺体异常进行定位,并进一步找出不育的病因。

精浆中过多抗体可使精子凝集、活力降低及畸形率升高。顶体酶反映精子穿透卵子的能力,如果顶体酶降低,则精子受精能力降低。中性 α-葡萄糖苷酶和肉毒碱反映附睾的功能,如果指标降低,说明附睾功能出现了问题,可使精子活力降低和畸形率升高。果糖为精子提供能量,反映精囊的功能,如果降低,说明精囊发生了异常或缺如。酸性磷酸酶反映前列腺的功能,如果降低,说明有前列腺炎或其他疾病。白细胞过氧化物酶和弹性硬蛋白酶是判断生殖系统炎症的指标,如果异常,说明有生殖系统感染的可能。

四、生殖激素

对男性来说,生殖激素中比较重要的有黄体生成素(LH)、卵泡刺激素(FSH)、睾酮(T)、雌二醇(E_2)及泌乳素(PRL),这些激素的检查在男性不育的诊断中不可或缺,特别是对少精子症和无精子症患者。通过对生殖激素中各项指标的变化可大体判断不育的原因及严重程度,再结合病史、体检、精液分析、超声和染色体检查,多数不育症患者可得到明确的诊断。

不育原因与生殖激素中各项指标的对应关系

病因	FSH	LH	T	E_2
梗阻性无精或输精管缺如	正常	正常	正常	正常
原发性性腺功能减退	很高	很高	正常或低	低
促性腺功能减退	很低	很低	低	很低
特发性少精子症	正常	正常	低	高
精索静脉曲张	正常或高	正常	正常	正常
少精子症(睾丸功能障碍)	高	很高	很低	很高
唯支持细胞综合征	高	正常	正常	正常

五、染色体和Y染色体微缺失

在男性不育中常见的染色体异常有47,XXY、47,XYY、46,XX及常染色体异位。47,XXY即克氏综合征。Y染色体微缺失检测一般包含6个位点：AZFa、b、c各两个。染色体及Y染色体异常患者的各种临床特征在前文已作了介绍，这里不再赘述。

（张峰彬、田永红）

进入治疗阶段

一、一般治疗

（一）不育夫妇共同治疗

生育离不开夫妻双方的密切配合，其中任何一方有生育问题，都可能导致不孕不育。因此，如果夫妻双方同居半年以上，没有采取避孕措施，女方没有怀孕，应该及时到正规医院进行检查，排除生育方面的问题，并同时了解一些有关生育方面的知识，消除误区。因为许多夫妻不能正常怀孕并不是生理上出了问题，而是不正确的性生活方式或不良的生活工作习惯引起的。另外，某些食物（如食用棉籽油）、药物（如治疗溃疡性结肠炎的柳氮磺吡啶和一些抗肿瘤药）或者心理负担过重也可引起不孕不育。

医学上一般把不孕不育的时限定为1年，如果不能怀孕的时间没有超过1年，大可不必惊慌，男性可到各大医院的男科进行检查，女性可到妇科或生殖专科进行检查。对男性来说，一般的病史询问、体格检查、精液化验和男科超声检查是必需的，其可以发现大多数不育的病因和程度。夫妻一方的诊断和治疗都要参考另一方的因素，

例如，女方在选择输卵管造影之前要参考男方因素，如果男方正常，女方才可进行造影；如果男方有严重的少弱精子症或无精，则女方要暂缓进行造影诊断。又如，男方患有少弱精子症，在药物治疗或手术之前要参考女方因素。

（二）宣传教育和预防性治疗

对男性不育的宣传教育和预防性治疗是十分必要的。许多夫妻对生育和不育存在许多误区，有的夫妻认为性生活太频繁不易怀孕，性交间隔时间越长精子就越好，于是平时忍着不射精，到排卵期才性交1～2次；有的则相反，认为性生活次数越多越容易怀孕。大量的研究发现，男性每隔2～7天射精一次，精子质量是比较好的；少于2天或多于7天，精子质量都有不同程度的降低。为了利于受孕，在排卵期前后可以2～3天性交一次。另外，精子在生成过程中对温度比较敏感，睾丸的温度比体温要低2～3℃，因此经常泡热水浴、蒸桑拿或长期从事高温作业的男性精子质量会明显降低，严重者可导致不育。

随着社会的发展，男性在工作或生活中可能会受到各种不良因素的影

响而导致不育。比如，男性往往要承受更多的压力，而长期处于高压状态不仅损害健康，同时也损害了男性的生育能力。现代社会由于工作、生活节奏快，熬夜、上网、久坐已经成为许多人的常态，长期处于此种状态，会明显损害精子的质量。另外，工业污染、空气污染、食品安全等问题在不知不觉中也损害了夫妻双方的生育能力。

因此，加强对生育人群的健康宣教和预防性治疗是很有必要的，它不仅可以消除误区、预防和减少不育的发生率，而且有助于后代的健康和社会的良性发展。

二、保守治疗

（一）抗生素治疗

众所周知，抗生素是治疗各种微生物感染的药物，微生物主要是指各种细菌、支原体、衣原体和真菌等。男性生殖系统容易受到各种微生物的侵袭，导致炎症，严重的可致不育。常见的有包皮龟头炎、尿道炎、前列腺炎、精囊炎、附睾炎及睾丸炎等。经尿道侵入泌尿生殖道是各种微生物最常见的感染途径。

但是，并不是所有的炎症都会导致男性不育。如包皮龟头炎和尿道炎，若能及时治疗，一般都可治愈；如果反复发作，则会影响性功能、排尿及射精功能，严重者炎症可扩散至精囊、输精管和附睾，引起少弱精子症或无精子症。另外，慢性前列腺炎是中青年男性的常见病，轻中度的慢性前列腺炎一般不会影响生育和性功能，但是个别比较严重或长期反复发作的前列腺炎患者，同时有心理问题，会影响性功能，使前列腺液分泌逐渐减少，导致精液量减少和液化时间延长，从而影响生育。

因此，对于泌尿生殖系统的微生物感染，应及时、足量、足疗程应用抗生素治疗。滥用抗生素可能会使致病菌产生抗药性，因此要科学地使用抗生素。通常建议做细菌培养和药敏试验，根据药敏试验的结果选用敏感药物，这样就避免了盲目性，而且也能收到良好的治疗效果。

（二）少弱精子症的治疗

少弱精子症是引起男性不育的重要原因。根据世界卫生组织（WHO）的最新标准，男性每毫升精液当中少于1500万个精子或一次射出的精子总数少于3900万称为少精子症，前向运动精子的比例少于32%称为弱精子症。少弱精子症患者中只有约40%的可以找到明确的病因，而大多数病因不明确。常见原因有环境因素、物理因素、化学因素、感染因素及遗传因素等。因此，对于病因明确的少弱精子症患者应首先对因治疗，上面讲的抗生素治疗就是对因治疗的一种。

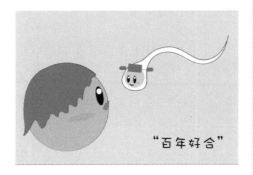

■ 卵子受精是一个复杂的过程，并不像看上去那么简单

对一些病因不明的少弱精子症患者，主要有以下药物可以选择：

1. **他莫昔芬** 这是一种抗雌激素药，常用于女性乳腺癌的治疗。对男性来讲，他莫昔芬可以诱发垂体分泌黄体生成素（LH）和卵泡刺激素（FSH），并进一步刺激睾丸生精，是 WHO 推荐的治疗少精子症的重要药物。

2. **绒促性素和尿促性素** 这两种药分别在外周血中起到类似 LH 和 FSH 的作用，对于垂体功能不足的患者可以促进雄激素分泌和睾丸生精。

3. **左卡尼汀** 主要成分是左旋肉碱，其主要作用是为细胞提供能量，可用于全身各个器官，对肝肾功能不好的患者更加适用。附睾中左卡尼汀的浓度是血液中的 100 倍，可以为附睾中的精子提供能量，增强精子的活力。

4. **勃锐精** 这是左旋肉碱和乙酰左旋肉碱的复合制剂，左旋肉碱加入乙酰基后可以增加其稳定性，不易被消化液所降解，增强了药物的活性，治疗弱精子症有更好的疗效。

5. **天然维生素 E** 维生素 E 是一种抗氧化剂，可以保护精子免受各种氧化或炎性因子的损害，降低精子畸形的发生率，提高精子活力。

6. **中医中药** 经过千百年来的临床实践和改进，中医中药在治疗男性不育方面积累了比较多的经验。它可以改善人体微环境，增加雄激素分泌，促进睾丸的微循环，提高精子的质量，对部分不育患者有一定效果。但是也不可过分迷信中医中药，对于中药治疗 3～6 个月无效的患者，最好选用其他方法。

（三）无精子症的治疗

无精子症病因较多，既有先天性的，也有后天性的。根据有无梗阻因素存在，又可分为非梗阻性无精子症（NOA）和梗阻性无精子症（OA）。

多数 NOA 与遗传或先天性因素有

关。如果是由先天性或后天性垂体功能不足引起,在青春期可联合应用绒促性素和尿促性素治疗,部分患者可产生精子甚至生育。如果有双侧隐睾,应该在2岁之前进行绒促性素治疗或手术治疗,到成年以后才治疗则很难有生育机会。有相当一部分人幼年时曾患过腮腺炎,如果合并双侧睾丸炎,治疗不及时,成年后可导致无精。如果患有克氏综合征(染色体47,XXY),大多只能用精子库的精子进行人工授精治疗。对于不明原因的无精子症,可先进行睾丸活检,明确睾丸的生精功能,并试用他莫昔芬或其他促进生精的药物治疗3～6个月;如果无效,建议改用其他方法治疗。

OA多数是先天性输精管道发育不良或由后天的炎症或创伤引起。如果合并急性感染,建议用抗生素治疗,否则应该用手术或辅助生殖技术治疗。

(四)性功能障碍的治疗

性功能障碍是一类疾病的总称,包括性欲异常、勃起功能障碍及射精功能障碍等。一般比较轻的性功能障碍不影响生育,而严重的性功能障碍患者多伴有不育。另外,性功能障碍又可分为原发性和继发性,原发性是指开始有性生活之前就出现了性功能障碍;继发性是指最初性功能是正常的,后来逐渐发生了性功能障碍。

1. 性欲异常的治疗 性欲异常包括性欲低下和性欲亢进。人的性欲受许多因素影响,如年龄、心理、环境、身体健康状况等。性欲低下可导致阴茎勃起障碍,性生活减少,影响夫妻关系,女方不易受孕。治疗上应尽量寻找病因,对因治疗,同时要加强身体锻炼,劳逸结合。药物治疗可选用小剂量雄激素制剂(如安特尔)或中成药。对于性欲亢进者,过于频繁的性生活可导致精液量减少,精子浓度和活力降低,如果不能怀孕,要检查精子质量及激素水平,并劝诫其适当延长性生活的间隔时间,或服用保列治等药物治疗3～6个月,以适当降低性欲。

2. 勃起功能障碍(ED)的治疗 ED是指持续6个月以上阴茎不能达到或维持充分的勃起以获得满意的性交。ED是男性的常见病,在40～70岁的男性中发病率超过50%,甚至有年轻化的趋势,许多男性因为ED而导致不育。

ED可分为心理性、器质性和混合性,器质性又分为血管性、神经性和内分泌性等。大多数器质性ED都合并有心理问题,而在年轻人中又以心理性ED居多。因此,对于ED的治疗,首先是对因治疗,同时进行心理治疗;其次是药物治疗;第三是血管活性药物阴茎内注射;第四是手术治疗。

随着西地那非(商品名万艾可,俗称伟哥)的上市,ED 的治疗翻开了新的一页。西地那非对于各种原因引起的 ED 都有较好的疗效,受到医生和广大患者的青睐。后来又开发了升级产品伐地那非(商品名艾力达)和他达拉非(商品名希爱力),疗效越来越好。

但是,广大患者对此类药物存在许多误区:①吃了西地那非会成瘾和依赖;②吃了西地那非后没有性刺激阴茎也会持续自发勃起;③吃完药立刻会起作用;④如果第一次服用不起作用,以后再吃也没用。其实上述认识都是错误的。首先,西地那非及其同类药物的主要作用是扩张血管平滑肌,它们并不是激素,也没有成瘾性,其主要副作用是头痛和消化不良,而且少见、轻微;其次,此类药物需要配合性刺激才会起作用,如果吃完药没有性刺激,阴茎是不会自然勃起的;第三,服药后应该至少半小时以后再开始性活动,这样才能达到最佳效果(西地那非和伐地那非的药效一般持续 6～8 小时,而他达拉非的药效可持续 36 小时);第四,性生活是一个复杂的过程,许多

ED 患者往往第一次服用后效果不佳,部分患者坚持服用 4～6 次以上才会有较明显的效果。

3. 射精功能障碍的治疗 射精功能障碍包括射精过快、射精延迟、不射精及逆向射精,其中射精过快就是人们通常认为的早泄。早泄一般指阴茎插入阴道后 2 分钟内射精,或抽动不足 20 次,或 50% 以上不能使性伴侣获得性满足。严重的早泄患者阴茎未及插入阴道即射精,从而影响生育。早泄又分为原发性和继发性。原发性早泄是指刚开始有性生活时即有早泄;继发性早泄是指开始有性生活时是正常的,后来才发生早泄。早泄的主要原因包括个体间的神经敏感性不同、精神紧张、焦虑、疲劳、泌尿生殖系统炎症、性生活间隔时间长等等。

首先要明白,早泄一般不影响生育。因此,从某种生理角度讲,早泄并不是什么大问题。在治疗方面,性生活时要精神放松、心情愉悦,避免心情不佳或疲劳时性交。其次,性生活间隔时间不要太长,每周 2～3 次比较适宜,同时需要伴侣的配合。第三,要寻找原发疾病,如有泌尿生殖系统或身体健康方面的问题要及时治疗。第四,抗抑郁药可松弛神经,缓解紧张情绪,可用于早

泄,常用的有百忧解、阿米替林、多塞平及黛力新等。第五,可同时外用局部麻醉药,性生活前 30 分钟涂在阴茎上,常用的有利多卡因凝胶、达克罗宁软膏等。第六,应用中医补肾壮阳类药物治疗早泄也有一定疗效。

但是,药物治疗早泄并不能达到治本的效果,也就是说,停药后早泄多半会复发。因此,对于部分神经敏感性较高的原发性早泄患者可以通过选择性阴茎背神经切断术治疗,能获得更持久的效果。一部分学者对手术治疗效果也有争议。

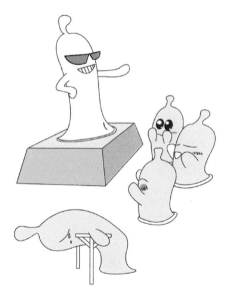

■ 早泄可打击男方的自信心

(五) 内分泌异常的治疗

内分泌异常包括下丘脑-垂体异常、甲状腺功能异常及肾上腺功能异常,三者均可干扰或阻碍睾丸的发育或生精功能,导致不育。引起男性不育的常见内分泌疾病是下丘脑-垂体异常。下丘脑-垂体是人体最重要的内分泌器官,其作用是向生殖腺发送最高指令,使男性生殖器官发育和成熟,特别是睾丸,对下丘脑-垂体分泌的激素尤其敏感。

引起下丘脑-垂体疾病的因素主要有以下三种:

1. 先天性因素——特发性低促性腺激素性性腺功能低下 这是由于基因突变引起的下丘脑-垂体发育不全,表现为不能分泌 LH 和 FSH,睾丸不能正常发育。如果在青春期或青春后期及时诊断,并应用药物治疗,大部分患者的睾丸可正常发育并获得生育能力;如果成年后再治疗则效果较差。主要治疗药物是绒促性素和尿促性素,每周 2～3 次肌内注射,前面已经作过介绍,在此不再赘述。

2. 后天性因素——获得性垂体疾病(肿瘤、肉芽肿性疾病、高泌乳素血症等) 后天发生的垂体瘤可导致垂体功能不足,睾丸得不到 LH 和 FSH 的刺激,使本来已经发育成熟的睾丸丧失生精功能,同样需要注射外源性绒促性素和尿促性素治疗。

3. 外源性因素——药物(如代谢性激素)、肥胖、放射线等 某些药物可干扰或损害下丘脑-垂体的内分泌功能,导致男性不育。治疗方法与前面相同,部分患者在排除病因后可逐渐恢复生育功能。

三、手术治疗

(一)生殖器畸形或发育异常的手术治疗

男性生殖器畸形常见的有尿道下裂、阴茎弯曲、小阴茎、隐匿性阴茎及男性假两性畸形等。大多数男性的外生殖器畸形幼年时就会被发现,如尿道下裂、隐睾及假两性畸形等,一般在幼儿或儿童期即可得到治疗,不影响成年后的性功能和生育功能。因此,对男性新生儿要及早进行生殖器官检查,如发现异常,则尽早就医和手术。

对成年后的尿道下裂患者,如病情较轻,尿道开口位于系带处或阴茎前部,不影响站立排尿,勃起时阴茎弯曲比较轻,不影响性交,可不必治疗;个别患者可能多次手术效果不佳,尿道开口仍位于阴茎中后部,性交时精液不能射入阴道而影响生育,需要再次手术治疗或进行人工授精治疗。

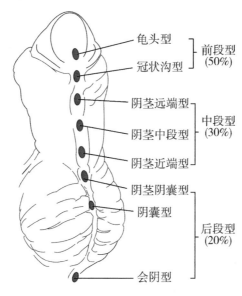

■ 尿道下裂患者尿道开口于阴茎及阴囊的不同位置

对隐睾患者，最佳手术时间是2岁之前，特别是双侧隐睾；2岁之后手术，年龄越大，将来对生育的影响就越大。另外，还要看隐睾的位置，位置越高，对睾丸功能的影响就越大。有相当一部分患者到成年后仍未得到治疗，如果是双侧隐睾，将导致睾丸不能发育，造成严重的少精子症或无精子症。另外，隐睾发生睾丸癌的概率是正常位置睾丸的20倍以上，因此，建议成年隐睾患者尽早手术将睾丸降入阴囊。单侧隐睾，睾丸位置较高、体积小的患者建议切除隐睾；对双侧隐睾患者，尽量使睾丸降入阴囊，如果位置太高，无法降入阴囊，可行自体睾丸移植术。成年后的隐睾下降手术虽然不能明显降低睾丸癌的发生率，但降入阴囊后容易自查，并及时发现早期肿瘤。

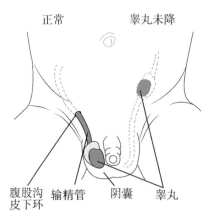

正常　　　　睾丸未降

腹股沟　输精管　阴囊　睾丸
皮下环

■ 隐睾患者的睾丸位于腹股沟管内，严重者位于腹腔内

小阴茎和隐匿性阴茎患者如果影响性生活，也可考虑手术治疗。对男性假两性畸形的治疗比较复杂，不但要考虑外生殖器官的发育情况，还要考虑患者的社会性别。如果阴茎很小，有假阴道，从小作为女孩抚养，建议把外生殖器官改为女性，即切除睾丸，将假阴道扩大或再造，缩小阴茎，然后行雌激素替代治疗；如果阴茎较大，从小作为男孩抚养，可切除假阴道，将隐睾下降固定加阴茎延长术治疗。

（二）梗阻性无精子症的手术治疗

大多数梗阻性无精子症患者睾丸发育正常，有生精功能，但由于输精管道阻塞，精子无法排出体外。其发生原因主要如下：

（1）先天性因素：如双侧输精管缺如或发育不良、附睾发育不良。

（2）炎症性因素：细菌、衣原体、支原体或结核感染导致射精管、输精管或附睾管粘连阻塞。

（3）医源性因素：输精管结扎术后要求复通再生育，或幼时因腹股沟手术误扎输精管。

对于输精管、附睾、精囊或射精管的先天性发育异常或缺如，一般很难通过手术解决梗阻问题，最好的方法是通过睾丸或附睾穿刺取精进行试管婴儿治疗。对于炎症引起的附睾管梗阻，可以在显微镜下进行输精管附睾管吻合术，将通畅的一段附睾管和输精管连接起来，使精子排出体外，据国内报道成功率为60%~70%。对于输精管结扎术后或其他手术被误扎的患者，可以找到输精管的两个断端，通过显微手术将其吻合连接起来，成功率超过80%。对于射精管或射精管开口梗阻的患者，可以经尿道用电切镜将射精管开口切开扩大，或在精囊镜引导下扩张射精管。

（三）精索静脉曲张的手术治疗

精索静脉曲张是男科的常见疾病。据统计，正常男性中约10%患有精索静脉曲张，而在不育男性中的发生率约为40%。那么，精索静脉曲张是怎样发生，又是怎样影响男性生育的呢？其原因有多种：首先，精索静脉左右各一，是双侧睾丸的回流静脉，左侧众多的细小静脉沿腹膜后向上行走，并逐渐汇聚成1~2根较粗的静脉，垂直注入左肾静脉，而右侧的静脉是向上斜行注入下腔静脉的，因此，左精索静脉行程长，回流阻力大。其次，部分患者的精索静脉缺乏静脉瓣，阻止血液倒流的能力差。第三，左肾上腺回流静脉也汇入左肾静脉，其产生的大量代谢

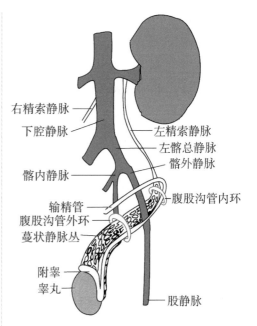

■ 精索静脉曲张是男性不育的常见原因，多数需要手术治疗

废物倒流至睾丸。第四，左精索静脉前方有乙状结肠压迫。上述多种因素导致左精索静脉曲张高发，约占90%，静脉内积聚着大量含有废物和缺氧的静脉血，睾丸的新陈代谢受到影响，并受到废物和缺氧的毒害，生精功能逐渐受到抑制，导致少弱精子症，严重者导致无精子和睾丸萎缩。两侧睾丸的静脉网是相通的，左精索静脉病变可影响到右侧睾丸。

因此，如果出现以下情况之一，建议手术治疗：①少弱精子症伴有精索静脉曲张，并排除影响生育的其他因素；

②精索静脉曲张同侧的睾丸萎缩、变软；③精索静脉曲张伴同侧阴囊坠胀酸痛；④重度精索静脉曲张。如果没有上述情况，可暂时观察。

精索静脉曲张的手术方法是将精索静脉切断结扎，阻止静脉血液倒流。

目前主要有腹腔镜精索静脉高位结扎术、腹膜后精索静脉高位结扎术、显微精索静脉低位结扎术三种手术方式。三者各有优缺点，目前男科学界比较倾向于第三种手术方式。

精索静脉曲张的三种主要手术方式比较

手术方式	最佳适应证	手术时间	创伤	费用	并发症	效果
腹腔镜精索静脉高位结扎术	双侧	中	小	最高	较大	好
腹膜后精索静脉高位结扎术	单侧	短	较大	最小	小	好
显微精索静脉低位结扎术	单侧、双侧、复发性	长	较小	中等	小	最好

（四）勃起功能障碍的手术治疗

勃起功能障碍（ED）是男科的常见疾病，治疗方法如下：

1. **心理治疗和药物治疗**　见前述。

2. **血管活性药物阴茎内注射**　因操作复杂，注射后可产生疼痛、感染或阴茎硬结等不良反应，现临床上使用不多。

3. **手术治疗**　主要有血管手术和阴茎假体植入术。这里重点讲解ED的手术治疗方法。

阴茎的海绵体是一个血窦，当受到性刺激时，阴茎的动脉扩张，血窦内血液增加，挤压阴茎回流的静脉，使阴茎充血勃起；射精后或性刺激消失后血管收缩，流入阴茎的血流减少，静脉流出增加，阴茎逐渐变软。血管性ED的原因是动脉病变，进入阴茎的血流减少，或者阴茎的回流静脉增多或增粗，导致血液回流过快，阴茎不能充血勃起。

（1）血管手术：由于血管病变的诊断比较复杂，手术难度较大，适合血管手术的患者并不多。血管手术分为动脉手术和静脉手术。

1）动脉手术：包括阴茎动脉与会阴或大腿的动脉吻合术、经皮腔内动脉扩张成形术，目的是增加阴茎内的血液流量，使阴茎充分勃起。

2）静脉手术：包括阴茎背深静脉结扎术、阴茎海绵体静脉结扎术、阴茎静脉动脉化手术等，目的是加强阴茎血液供给，减少静脉回流，维护有效勃起。

目前上述手术的远期效果仍不太满意，有待于进一步研究改进。

（2）阴茎假体植入术：即在阴茎内放置人工假体，使阴茎能根据需要勃起。假体分为硬性假体、可弯曲半硬性假体、三件套可膨胀式假体。随着技术的进步，前两种假体已经被淘汰，现在临床上最常用的是三件套可膨胀式假体。

三件套可膨胀式假体由两个圆柱体、一个小水泵、一个储水囊组成，圆柱体植入阴茎海绵体内，储水囊植入耻骨后，水泵植入阴囊内。当需要时，挤压阴囊内的水泵，将储水囊内的水泵入圆柱体内，圆柱体充盈变硬，阴茎勃起；性交完成后再挤压水泵的释放开关，圆柱体内的水被泵回到储水囊内，阴茎变软。

三件套阴茎假体是当今假体植入术的金标准，其优点是性能可靠，使用方便自然，患者满意度高；缺点是价格昂贵，破坏了阴茎海绵体，一旦手术失败，其他治疗方法都将无效。

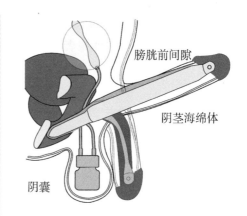

膀胱前间隙

阴茎海绵体

阴囊

■ 三件套阴茎假体的组成及工作原理

（五）睾丸及附睾取精手术

对于许多梗阻性无精子症患者来说，理想的治疗方法是解除梗阻，使精子可以射出体外，让配偶自然怀孕。对于无法手术解除梗阻或手术失败的患者，可以通过微创睾丸或附睾穿刺手术取出精子，并进行试管婴儿治疗。

非梗阻性无精子症患者虽然睾丸生精功能明显降低，但睾丸内仍有少部分残留的曲细精管和成熟精子，就像茫茫沙漠中的绿洲一样，微创睾丸穿刺手术带有较大的盲目性，很难找到精子。随着显微手术的开展，显微睾丸切开取精术成为非梗阻性无精子症患者获得精子的最佳途径。其方法是：将睾丸切开，在手术显微镜或放大镜的直视下寻找睾丸内比较粗大的曲细精管，再经显微镜下寻找精子，如果找到精子可以冷冻保存,以供试管婴儿使用。此方法适用于小睾丸患者、染色体异常患者及睾丸穿刺未找到精子的无精子症患者。

♂ 四、辅助生殖技术

(一)辅助生殖技术的分类

辅助生殖技术是针对广大不孕不育患者发展起来的新兴技术手段,其历史只有不到 40 年的时间,但是发展迅猛,圆了千千万万不孕不育夫妇的生子梦。现在的辅助生殖技术主要分为人工授精、体外受精-胚胎移植(IVF-ET)、卵泡浆内单精子注射(ICSI)等。人工授精根据授精部位分为阴道内人工授精(IVI)、宫颈管内人工授精(ICI)和宫腔内人工授精(IUI)三种。根据精液的来源又分为夫精人工授精 (AIH)和供精人工授精(AID)两种。

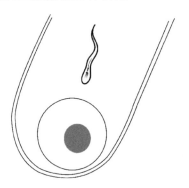

■ 试管婴儿技术发展迅猛,圆了千百万不孕不育夫妇的生子梦

(二)人类精子库与精子超低温保存

1. **人类精子库的功能** 人类精子库的建立主要有以下几项功能:

(1)提供生殖保险:许多人可能因为外伤、肿瘤、特殊职业或年龄增长等因素而丧失生育功能,为了预防将来可能丧失的生育能力,需要提前冷冻保存精液,以备日后使用。

(2)有利于优生:目前世界上已发现的各种遗传性疾病有 4000 余种,以目前的技术,许多人无法获得健康的后代,选择健康人的精子可杜绝父方的遗传危害,生育健康后代。

(3)为解决男性不育症提供了有效方法:许多人因为先天性或后天性的原因,导致睾丸丧失生精功能而无法恢复,选用精子库的精子是最佳选择。

我国在 20 世纪 80 年代就已经建立了人类精子库。经过卫生部批准,现在全国有 10 余家精子库。精子库为非营利性机构,主要由各个大学的附属医院或计生科研院所申请建立,每年接受由卫生部组织的医学和伦理学专家进行审核和检查。精子的主要来源为在校大学生的捐献或来自于接受生殖保险的男性。精子库对捐精者进行全身检查,除了确保精子的质量外,还要排除各种传染病和遗传病,并对身高和相貌有一定的要求。精子保存半年后要重新进行检验,确保没有梅毒和艾滋病病毒才能使用。

卫生部规定,每位捐精者的精子最多只能使5名妇女怀孕,并对受精者及其子女进行终身随访,多余的精子要进行废弃处理。全国的精子库用电脑联网,每位志愿者只能在一家精子库捐精。上述规定的目的是保证精子质量、保护捐精者和受精者的利益及避免精子的非法交易。

2. 精子超低温保存技术 精子超低温保存技术并不太复杂,只要将精液加保护液贮藏于−196℃的液氮中即可。精子能贮存20年以上,需要时可解冻供人工授精使用。

3. 人类精子库的使用 人类精子库的精子适用于以下情况:①经医治(包括药物、手术、人工授精及试管婴儿等)后仍然无法生育的无精子症或严重少精子症患者;②因患某种疾病必须应用某些药物、放射或手术治疗,并有可能影响生育功能者;③因某种职业(如接触放射物质、化学物质及水下作业等)而影响生育者,可预先冻存精液备用;④少精子症患者可以预先多次收集精液,经过浓缩,积少成多,冷藏备用;⑤患有某种遗传病,可能会影响后代健康或不能生育者。

(张峰彬、梁忠炎)

选择一种新的生活方式

一、男性生育力的保护要从小抓起

许多疾病因为幼年及青春期发现和治疗不及时导致成年后不育，比如隐睾、腮腺炎、尿道下裂及低促性腺激素性性腺功能减退症等。因此，在男婴出生后，家长要及早检查阴囊内有无睾丸；外生殖器发育是否正常；做好儿童免疫接种，特别是注射腮腺炎疫苗；增强孩子保护睾丸的意识，避免阴囊和睾丸外伤。青春期男孩要注意胡须、阴毛和生殖器官的发育情况，如有异常，及时就诊。成年男性要注意自查睾丸，如发现睾丸肿块、疼痛或排尿异常等，要及时就医。

二、避免不良因素，保护生育功能

（1）烟酒要有节制，避免酗酒、吸烟、暴饮暴食。

（2）不要蒸桑拿、泡温泉和穿紧身衣裤。

（3）避免久坐不起或长时间驾驶汽车，久坐后要起身运动10分钟左右。

（4）避免或减少熬夜，保证睡眠和休息。

（5）避免接触污染的空气、水源和食品。

（6）避免接触有害的射线和各种化学物质。从事对生殖功能影响大的职业者，如油漆工、电焊工、皮革制造工、厨师、加油工及司机等，要做好职业防护。

（7）预防肥胖，控制体重。

（8）保持规律和健康的性生活，避免禁欲和纵欲。了解性和生育知识，文明性行为，洁身自爱，预防性病。

（9）经常锻炼身体，定期体检。注意个人卫生。

（10）放松身心，减轻工作和生活压力。

三、改善生育力的小技巧

许多夫妇怀孕困难并不是因为自身的生育力有问题，而是没有掌握正确的方法和技巧。下面几个小技巧可以帮助你提高生育力：

（一）改善性交频率

正常女性月经周期一般为25～35天。一个有规律月经周期的女性，大体排卵时间在下次月经来潮之前14天左右。因此，从本次月经开始算起，在第10～20天期间，每两天性交一次，可增加怀孕的概率。当然，性交频率也看个人能力,每天一次或每3天一次也是可以的。

(二)采用有效的性交姿势

一般采用男上位的姿势,射精后女方在臀部下面垫一个小靠枕,抬高臀部半小时左右,以免精液快速流出阴道,这样可以增加受孕机会。

(三)降低阴道酸度

精子在碱性环境中更加活跃,而阴道为酸性环境,因此,不易怀孕的夫妇可以喝一些含有碳酸氢盐的水或饮料。

(朱选文、李景平)